Rencontres

avec les

MALADES ALZHEIMER

© L'HARMATTAN, 2007
5-7, rue de l'École-Polytechnique ; 75005 Paris

http://www.librairieharmattan.com
diffusion.harmattan@wanadoo.fr
harmattan1@wanadoo.fr

ISBN : 978-2-296-03643-7
EAN : 9782296036437

Françoise GOURGUES   Marie-Hélène WAGNER

Rencontres avec les MALADES ALZHEIMER

Deux bénévoles d'accompagnement racontent...

L'HARMATTAN

Au-delà du témoignage
Collection dirigée par Dominique Davous

Ces femmes, ces hommes qui écrivent dans cette collection confrontent le lecteur à la puissance du témoignage, conçu aussi bien comme rapport à l'événement extraordinaire - celui qui fait de vous un autre - que comme rapport au quotidien ordinaire de la démarche d'une vie construite dans la durée. Puis, retraversant leur vécu, ils en dégagent les lignes de force, ils introduisent la pensée dans l'expérience, rejoignent l'universel dans le singulier et, au-delà de leur témoignage, risquent une parole critique pour suggérer d'autres possibles. L'expérience vivante de leur histoire incite le lecteur à la laisser résonner en eux.

L'enfant est au cœur de la collection, l'enfant à naître, l'enfant vivant, l'enfant bien portant qu'il soit bien ou mal-traité, l'enfant malade, l'enfant qui meurt aussi. La collection porte des regards sur la médecine, les soins, des démarches thérapeutiques, l'éducation et les personnes âgées malades.

Déjà parus

Nicole D'ARCY, *Le cahier qui parle*, 2006.
Victoria GRANT, *Un linceul pour trois,* 2005
Michèle VIALLET, *Dans la tourmente de l'épilepsie*, 2005.
Anne CURMI, *La cicatrice. Une traversée du cancer,* 2005.
J.-J. GERARD et B. BERGIER, *De chair et de sens*, 2004.
Frédéric SPIRA, *Mourir, vivre... ou survivre ? Itinéraire d'un Éducateur Spécialisé*, 2004.
Claire DEVEZE. *L'encre de ta mémoire – En hommage à Sébastien ton fils.* Préface de Nathalie NAVARRO. 2003.
Martine COUDERC. *Boule de feu – Comprendre les grands brûlés.* Préface Dr Jean-Marie GOMAS. 2003.
Micheline CARPENTIER. *Quelques mots sur une absence.* 2002.
Christiane CAMURAC. *Deuil et racines.* 2002.
Michèle BROMET-CAMOU. *Milie, enfant à naître... un certain regard sur l'autisme.* 2002.
Jacqueline LAVILLONIERE & Elizabeth CLEMENTZ. *Naître tout simplement.* 2001.
Jo GRIL. *Guilhem... la plongée une passion interrompue.* Postface David SMADJA. 2001.
Annick ERNOULT & Dominique DAVOUS (auteurs-coordonnateurs). *Animer un groupe d'entraide pour personnes en deuil.* Préface Dr Christophe FAURE. 2001.

Préface

par les Médecins gériatres du Service de Gérontologie et Soins Palliatifs Hôpital Paul Brousse, Villejuif

Docteur Dorin Feteanu

Etre bénévole dans un service de gériatrie ne s'improvise pas. Il faut apprendre à aborder le malade, à le comprendre et à échanger ensuite. Cela est d'autant plus compliqué que, parfois, la parole est difficile, la pensée lente et la mémoire embrouillée.

Aborder la personne âgée malade nécessite tout d'abord une bonne intégration dans l'équipe de soins. Mais il faut aussi bien connaître le passé, l'environnement familial et les problèmes actuels du malade.

Ainsi les bénévoles ne sont pas de simples observateurs extérieurs, ils font partie intégrante de la prise en charge des malades. C'est particulièrement vrai pour les personnes atteintes de la maladie d'Alzheimer. Les bénévoles participent d'une façon active au programme de stimulation pour améliorer leur état.

Les récits recueillis dans ce document illustrent ce parcours, certes un peu délicat au début, mais tellement gratifiant par la suite. Ils sont forts, ils sont sincères, car écrits avec le coeur et l'expérience de plusieurs années de bénévolat en gériatrie.

Puisse le témoignage de Françoise Gourgues et Marie-Hélène Wagner permettre au lecteur d'aborder sans appréhension les personnes atteintes de la maladie d'Alzheimer !

Docteur Sylvie Chapiro

Quand, jeune interne, j'ai effectué mon premier stage en gériatrie, je suis arrivée avec beaucoup d'idées préconçues. Je pensais que bien des vieillards qui vivaient en unité de soins de longue durée étaient plus ou moins abandonnés par leur famille, ou encore que les soignants travaillaient là, davantage par obligation que par vocation. Enfin, je n'imaginais pas que des bénévoles venus de l'extérieur pouvaient choisir de visiter avec chaleur ce monde à part, parfois déroutant, dérangeant, voire angoissant pour qui n'en possède pas les clés.

Tout en découvrant ce milieu si enrichissant sur le plan humain, dans lequel je décidais d'effectuer ma carrière, mes idées évoluaient ; et j'ai compris comment les différents acteurs des services de gériatrie : malades, familles, soignants, bénévoles, pouvaient se compléter et interagir.

La plupart des personnes âgées qui vivent en unité de soins de longue durée, souffrent de troubles cognitifs responsables d'une désorientation dans le temps et dans l'espace, mais aussi de troubles de la mémoire, du comportement et du langage. Il peut devenir très difficile de communiquer avec ces personnes, de comprendre leurs désirs, de dispenser les soins. Beaucoup de familles sont déconcertées. Elles ne reconnaissent plus l'époux ou le père, l'épouse ou la mère. Elles ne savent plus comment entrer en relation avec cet "étranger" pourtant si proche et si cher à leurs yeux, qui soudain utilise des mots jamais prononcés jusque-là, ou se comporte bizarrement. Voilà pourquoi certaines familles espacent leurs visites. Comme me l'avait confié l'épouse d'un patient : " *Je souffre de ne pas le voir, mais je souffre encore plus de le voir tel qu'il est devenu ; je préfère ne pas venir* ".

Devant tant de douleurs, malgré un soutien psychologique, un médiateur est souvent nécessaire pour montrer comment il est encore possible de communiquer avec ces malades, combien ils sont sensibles et peuvent éprouver du plaisir dans l'instant même, alors que deux secondes après ils paraissent l'avoir oublié.

Cette personne qui fait le lien entre le malade et ses proches peut être un des soignants, mais la charge de travail limite leur disponibilité. Les bénévoles, à condition qu'ils aient été formés, peuvent également jouer ce rôle de médiateur. D'ailleurs les familles ont parfois plus de facilités à se confier à une personne qui n'est pas de l'équipe médicale. Elles sont rassurées, déculpabilisées si elles doivent s'absenter quelques jours, car elles savent que le bénévole prendra le relais. Ceci n'est qu'un exemple, parmi d'autres, du rôle des bénévoles auprès des patients. Ils sont un lien avec le monde extérieur, arrivent disponibles et neutres dans la relation.

L'intégration des bénévoles à l'équipe soignante, dont ils font partie, n'est pas chose facile, le travail et les responsabilités des uns et des autres étant différents.

Cependant la communication avec l'équipe, la compréhension et l'importance du rôle de chacun, permettent de mettre en évidence la complémentarité des actions. Il ne s'agit pas d'entrer en compétition dans la relation avec le malade ou sa famille. Restaurer ou maintenir la dignité d'une personne âgée atteinte de la maladie d'Alzheimer, c'est assurer les soins d'hygiène et d'esthétique lui permettant de garder une image valorisante. Mais c'est aussi la considérer jusqu'au bout comme un être humain unique et digne d'intérêt, auquel on continue de parler et dont on attend toujours une réponse, même quand ses mots n'ont plus de sens en apparence. Les bénévoles viennent soutenir les soignants dans ce rôle de vecteur d'humanité et diminuent la frustration qu'ils ressentent de ne pas pouvoir accorder plus de temps à chaque malade.

Nous manquons cruellement de bénévoles dans nos services ; les jours où ils ne sont pas là nous ressentons, et les malades encore plus que nous, leur absence.

Il n'est sûrement pas facile de côtoyer la vieillesse malade et dépendante. Je me souviens de deux journalistes venus faire un reportage dans l'unité où ils sont restés une semaine. Ils avaient l'habitude de voyager dans le monde entier et de couvrir des événements parfois dramatiques ; pourtant, le dernier jour, l'un d'entre eux me confia sa difficulté à revenir chaque jour : " *C'est un des reportages les plus éprouvants que j'ai fait.*". Ses visites dans le service avaient sans doute provoqué un phénomène de projection et d'identification face à un avenir qui pourrait être le sien. Cette réaction naturelle est fréquente, c'est pourquoi la formation et le soutien sont indispensables tant pour les soignants que pour les bénévoles.

Si nous donnons un peu aux malades Alzheimer, nous recevons beaucoup en retour : par l'esquisse d'un sourire, un éclair dans un regard habituellement éteint, une petite phrase ou un mot d'humour. Ces échanges nous font réfléchir au sens de la vie, à notre propre finitude et permettent de relativiser bien des soucis du quotidien.

Merci à Françoise Gourgues et Marie-Hélène Wagner de témoigner de leur activité dans notre service et, fidèles à leur engagement, de nous aider à accompagner ces malades et leurs familles.

Avant-propos
sur la Maladie d'Alzheimer[1]

par Inge Cantegreil-Kallen

Docteur en Psychologie Clinique et Psychopathologie
Service de Gérontologie Clinique Hôpital Broca, Paris

En 2007, on compte près de 855 000 personnes âgées de 75 ans ou plus atteintes de maladie d'Alzheimer ou maladies apparentées en France. Il y a actuellement 225 000 nouveaux cas par an, dont deux tiers parmi des personnes âgées de plus de 80 ans[2]. Pour les années à venir, une augmentation importante du nombre de personnes malades est à prévoir ; d'une part en raison d'un diagnostic plus précis et plus précoce, d'autre part en raison de l'augmentation de l'espérance de vie des personnes âgées, l'âge étant le facteur de risque le plus important de la maladie.

La maladie d'Alzheimer est une affection neurodégénérative, caractérisée par une détérioration durable et progressive des fonctions cognitives et par l'apparition de troubles comportementaux et

---

[1] Alöis Alzheimer a été le premier en 1907 à décrire la maladie qui porte son nom.
[2] www.sante.gouv.fr.

psychologiques. Les malades ne peuvent pas guérir et sont confrontés à la progression irréversible du déficit des fonctions cognitives qui les handicaperont de plus en plus dans la vie quotidienne. L'évolution de la maladie conduit progressivement et inéluctablement à la dépendance ; une dépendance qui a des conséquences très lourdes non seulement pour le patient mais également pour son entourage. C'est cette dépendance qui fait peur.

En schématisant, on peut distinguer cinq moments-clés dans le parcours du malade et de son aidant. Ces différents temps sont bien illustrés dans ce livre. Les récits que Françoise Gourgues et Marie-Hélène Wagner nous apportent décrivent parfaitement comment ces étapes sont mal vécues par le malade d'une part, et par ses proches d'autre part.

- Le parcours commence par la constatation de troubles divers. Cette période est caractérisée par une grande angoisse liée à l'incertitude : la personne malade est généralement consciente de l'apparition de ses troubles, sauf si elle est déjà dans un stade avancé de la maladie ; la famille, elle, traverse une période de grande inquiétude.

- Ensuite, vient le temps de l'établissement et l'annonce du diagnostic. Bien que ce moment puisse être vécu comme un traumatisme, l'annonce permet bien souvent de mettre des mots sur l'origine des troubles ce qui procure alors un certain soulagement.

- Il s'en suit une longue période caractérisée par l'altération progressive du fonctionnement du malade dans la vie quotidienne. Ce stade constitue une rude épreuve aussi bien pour la personne malade que pour son aidant car elle met en évidence le fait que la maladie gagne du terrain. En effet, les symptômes cognitifs s'aggravent et les troubles psycho-comportementaux s'installent : cela va changer la relation entre le malade et l'aidant qui le vit mal la plupart du temps.

- Puis vient le jour où le malade va totalement perdre l'autonomie et le maintien à domicile deviendra très difficile. En effet cet état grave, qualifié dans le langage des spécialistes de "démence sévère" conduit la majorité des malades à l'institutionnalisation. C'est un temps de grande souffrance émotionnelle pour les proches. Les familles sont en fait confrontées à un choix douloureux : aller jusqu'au bout et garder le patient à domicile ou bien admettre son incapacité à le faire et "placer" le parent malade. C'est à ce moment que bien souvent les conflits familiaux naissent ou s'accentuent. Le projet du conjoint est généralement de garder le malade à domicile ; le projet des enfants, de l'institutionnaliser. En effet, bien souvent les enfants souhaitent que cesse le maintien à domicile lorsqu'ils constatent l'épuisement physique et psychique du conjoint. Cependant, en voulant sauver l'autre ils ont l'impression de "condamner" le parent malade. Par conséquent, cette démarche ne peut qu'engendrer une très forte culpabilité. Les auteurs de ce livre insistent à juste titre sur la nécessité d'une bonne préparation du malade et de sa famille à l'accueil en institution.

- En fin de maladie, l'aidant est confronté à la mort prochaine du parent malade. Lorsque l'épreuve de la mort survient, l'aidant doit réapprendre à vivre sans le souci permanent du conjoint ou du parent malade ce qui nécessite des efforts d'adaptation psychique très importants.

En ce qui concerne le malade, chaque étape engendre de la souffrance émotionnelle et la perte de l'estime de soi est constante tout au long du parcours. La prise de conscience d'échecs répétés ne peut qu'engendrer une forte blessure narcissique. D'après les auteurs qui ont étudié les réactions des malades après l'annonce du diagnostic[3], les préoccupations les plus fréquentes sont : un sentiment de honte ; la peur de se trouver en échec dans une situation sociale ; la peur de la dépendance à venir et la crainte de ne plus être écouté ou pris au sérieux par les autres. Les conséquences de ces préoccupations se traduisent par un manque de confiance en soi, une vigilance très poussée de ne pas se trouver en échec se manifestant par un repli sur soi-même et un évitement de situations sociales.

Perdre ses capacités intellectuelles implique la nécessité de faire le deuil d'une certaine image de soi. Alors, le sujet doit investir une autre image, tout en restant soi-même. C'est d'autant plus difficile que la survenue de la maladie d'Alzheimer comporte un aspect insidieux : il n'y a pas un *avant* et un *depuis* la maladie clairement identifiables. Cette absence de frontière ne permet pas au sujet de se reconnaître dans la nouvelle identité que l'entourage, désormais, lui attribue. Ainsi, la façon dont le malade se représente lui-même dépend en grande partie de la façon dont les autres, surtout son entourage proche, le perçoivent et se comportent avec

---

[3] Husband HJ. Diagnostic disclosure in dementia : an opportunity for intervention ? *Int J Geratr Psychiatry.* 2000 Jun ;15(6):544-7.

lui. En effet, l'image qu'une personne se voit renvoyer d'elle-même influence fortement son estime de soi.

La maladie d'Alzheimer - dégradation progressive des facultés cognitives - est également une maladie qui change le comportement du malade. Les troubles psychologiques et comportementaux sont fréquents mais pas constants au cours de l'évolution de la maladie. Ils jouent pourtant un rôle majeur dans l'aide à la personne malade car mal tolérés par l'environnement proche, ils signent souvent l'entrée en institution. Depuis longtemps il a été démontré que les troubles du comportement ont un effet beaucoup plus important sur l'état psychologique de l'aidant que les symptômes cognitifs, quelle qu'en soit la sévérité[4].

Ainsi le caractère éprouvant de l'affection concerne non seulement la personne malade, mais également les proches. La lourde charge qui repose sur les épaules de l'aidant principal le conduit souvent à l'épuisement, d'autant plus qu'il s'agit dans la majorité des cas d'une personne elle-même âgée. En effet, la plupart des aidants souffrent des conséquences de ce stress : non seulement l'épuisement, mais aussi la dépression, des troubles anxieux et maladies somatiques. La vulnérabilité psychique et physique des aidants met en évidence qu'ils composent une population à risque. Leur santé devient précaire en raison de cet épuisement aggravé par la durée de la maladie et par l'isolement qu'elle entraîne progressivement. La maladie d'Alzheimer faisant peur ou pour le moins mettant mal à l'aise, les amis se font

---

[4] Burns A. The burden of Alzheimer's disease. *Int J Neuropsychopharmacol.* 2000 Jul ; 3(7):31-38.

rares et l'entourage se rétrécit. Par ailleurs, les conjoints ne veulent pas "déranger" leurs enfants avec leurs problèmes. Souvent pudiques, ils ne se confient que rarement à leurs proches. Ceci augmente la solitude chez des personnes qui ont justement besoin d'être soutenues. D'où l'importance de ce qui est appelé la *"proximologie*[5]*"*, pour exprimer le lien et la relation indispensables au réconfort du malade ainsi que de sa famille, ses amis et son entourage. Les divers témoignages de cet écrit relatent parfaitement l'évolution de la maladie, avec son vécu tant pour le malade que pour l'aidant ; le travail de soutien aux aidants par les bénévoles est alors infiniment précieux.

A notre sens, les bénévoles ont un rôle de tout premier plan à jouer car ils peuvent apporter des sentiments de réassurance et de réconfort. L'accompagnement qu'ils offrent, l'écoute et la chaleur humaine contribuent à l'augmentation de l'estime de soi de la personne qui le reçoit. Lorsque nous parlons d' "accompagnement" nous référons à la définition de Marguin : "Accompagner, c'est quitter son propre chemin pour aller sur le chemin de l'autre, ni devant, ni derrière, mais à côté pour regarder ensemble dans la même direction afin d'aider l'autre à voir ses obstacles, à les identifier, à donner des priorités et à trouver les moyens de les surmonter[6]".

---

[5] Mot conçu par Novartis. Concept créé par le Professeur Tom Kitwood.

[6] Marguin C. In : Peyré P, de la Fournière F. Entre déliance et reliance au sein de la famille : la complexité du travail d'accompagnement des parents âgés dépendants psychiques face au paradoxe du changement *Neurologie - Psychiatrie - Gériatrie,* 2004 ; 22 : 44-48.

Cette définition respecte le sujet, un sujet ayant une volonté, des désirs ; une personne qui veut être écoutée et qui cherche des explications sur le mal dont elle est atteinte, un individu qui veut rester acteur de sa vie malgré la perte progressive de son autonomie et en dépit de la perte inéluctable de ses capacités intellectuelles.

Ce livre est une belle illustration de l'accompagnement des personnes souffrant de la maladie d'Alzheimer. Les deux auteurs mettent à juste titre l'accent sur l'importance de la relation avec l'autre. Elles montrent comment elles font lien avec l'autre, comment elles souhaitent l'entendre, combien elle sont disponibles à accueillir sa parole tout en restant discrètes, très lucides quant aux raisons personnelles pour lesquelles elles font ce travail lorsqu'elles disent si justement : *"Pour nous, il convient seulement d'être présent, d'être écoutant dans la plus grande vérité possible"*.

L'ACCOMPAGNEMENT

Nos années d'expérience et les longs moments partagés avec les malades Alzheimer nous ont fait prendre conscience des difficultés rencontrées et des dispositions souhaitables pour assumer au mieux cet accompagnement délicat. Nous pensons raisonnable de transmettre ici le fruit de notre réflexion lentement mûrie au cours du temps.

Donner de soi

Rencontrer l'autre dans l'épaisseur de sa vie, tenter de faire un bout de chemin avec lui, précisément au moment où sa route devient plus pénible, supposent pour nous un engagement dans la durée. La régularité de nos visites et le temps librement donné sont les bases incontournables de ce bénévolat.

Se préparer à ce face à face : il est clair que l'on n'aborde pas un être souffrant n'importe comment. Le temps n'est pas le même pour lui que pour nous et nous devons en tenir compte dès le seuil de la rencontre. Essayer de faire le creux en soi dans la plus grande disponibilité possible, dans notre tête et dans notre coeur, pour apprivoiser et écouter le malade avec chaleur. Le rejoindre là où il est, comme il est et tenter de le suivre où il choisit d'aller. Etant en face de quelqu'un dont la confusion progresse irrémédiablement et dont les réactions sont imprévisibles, il convient sans cesse de s'adapter à la situation du moment, improviser au besoin avec patience, dans le respect et la discrétion. Puissions-nous, à la longue, acquérir à leur contact, une certaine plasticité d'esprit et de coeur, souvent bien utile dans la vie ! Enfin, réaliser que nous venons vers l'autre dans le courant encore rapide de notre vie confronté à la monotonie apparente et au lent déroulement de ses jours à lui.

Les malades Alzheimer que nous accompagnons ne sont plus, depuis longtemps déjà, dans l'ordre du faire et de l'agir. De ce fait, le bénévole n'apporte rien, à proprement parler. Mais en raison même de la véracité de leur souffrance, ces malades sont dans l'ordre de l'être et nous ne pourrons les approcher vraiment que si nous nous situons sur la même fréquence. Ce sont eux qui détiennent la clé de la rencontre et tout d'abord l'acceptent ou la refusent, parlent ou se murent dans le silence. Pour nous, il convient seulement d'être présent, d'être écoutant, dans la plus grande vérité possible. Cet "être avec" inhabituel implique souvent de notre part un travail de décantation sur nous-même, un certain "lâcher-prise" d'habitudes et de comportements. Il s'agit en fait d'accepter nos limites, de mettre la juste distance, ou plutôt la juste proximité, entre le malade et nous, en évitant le double écueil de la projection ou du surinvestissement.

Ce face à face entre notre présence écoutante et sa détresse, parfois si étrangement exprimée il est vrai, pose une question fondamentale : pourquoi éprouver un sentiment de crainte, de recul devant un être si vrai, si naturel ?

Accueillir la sagesse

Il s'agit bien de cela, au sens propre du terme : parvenir à être sensible et attentive à leur extrême simplicité. Nous avons souvent expérimenté que le chemin de l'écoute est loin d'être à sens unique. L'écoute peut être grandissante pour celui qui prête l'oreille et le coeur, presque autant que pour celui qui est écouté. En toile de fond, nous gardons présent à l'esprit les sentiments variés et mêlés que ces malades très divers ont éveillés en nous au cours du temps. Tour à tour, suivant les circonstances et les évènements : de l'étonnement, de l'admiration, de la compassion, de l'affection, de la tendresse, ce qui n'exclut pas de l'agacement quelquefois, de l'appréhension et même une impression d'impuissance.

Certains moments d'échanges intenses, vécus en tête à tête pour ne pas dire de coeur à coeur, nous ont profondément marquées. Très blessés par la maladie, ces patients expriment encore, dans un éclair de lumière, des vérités simples et fortes :

"Il est bien normal dans la vieillesse qu'on repense sans cesse au passé, tout simplement parce que l'avenir est court alors que le passé est très long".

"J'apprécie beaucoup le repos de la nuit, car pendant le sommeil la vie se passe sans moi".
"Mon travail est fini et il a été bien fait".
"Je suis au moment du bilan de ma vie".
"Je ne veux pas raconter tous mes ennuis à l'autre ; il en a peut-être plus que moi et je ne le sais pas".
"L'amitié fut une grande valeur de mon existence".
"Ma vie fut très dure, j'ai souffert beaucoup, mais je crois avoir pardonné".
"Je me regarde vivre... et ne comprends plus ce qui se passe".
"Comme je suis sourde, j'entends avec les yeux".
"Dans la vie j'ai compris qu'on n'aime jamais assez".

Nous pouvons mettre un visage sur toutes ces paroles de sagesse et de vie. Quand l'autre raconte un peu de lui, avec le poids du silence qui suit, on vit alors sur la pointe du coeur une relation éblouissante.

Merci à vous, pour tous ces moments d'authenticité, conservés comme autant de trésors. Oui, en vous écoutant, nous grandissons nous-mêmes.

Moments vécus

"QUAND IL S'AGIT DE CE CHEF-D'OEUVRE QU'EST LA VIE DE QUELQU'UN... CHAQUE INSTANT ET CHAQUE INSTANT D'INSTANT, JUSQU'AU PLUS INSIGNIFIANT, EST NON POINT UN FAIT RARE, MAIS UN FAIT UNIQUE QUI NE REPARAITRA JAMAIS".

V. Jankélévitch, *La Mauvaise Conscience.*

Bien des malades que nous avons rencontrés nous ont fait vivre d'intenses moments d'échanges. Nous souhaitons vous les faire connaître pour vous permettre d'aborder notre écrit dans la réalité de la maladie d'Alzheimer qui fait si peur.

La **confusion** imaginative permet, dans certains cas, d'évoquer des **souvenirs**.

> Peu avant le dîner, allant dire au revoir à Madame P. dans sa chambre, je la trouve en train de se pomponner dans son cabinet de toilette. Un peu agitée elle me dit : *"Je me prépare pour aller travailler, je dois prendre le métro, il me reste encore quelques tickets."* Je lui réponds en douceur qu'elle n'a pas besoin d'aller travailler, que c'est bientôt l'heure du dîner. Elle insiste et me répète qu'elle doit partir travailler. Toujours calmement, je lui explique alors que nous n'avons plus besoin de travailler, ni elle ni moi, que nous sommes toutes les deux à la retraite. Cela semble la rassurer. Lui proposant de s'asseoir pour que nous puissions parler un moment, elle accepte, et commence alors un récit

invraisemblable : *"Il faut que je vous raconte ce qui m'est arrivé. Figurez-vous que je n'ai pas couché ici cette nuit. J'étais aux Gobelins* (quartier qu'elle habitait auparavant) *dans la boutique, vous savez, comme celle où j'ai travaillé. La dame a été très gentille avec moi, elle m'a donné un paquet en cadeau, mais bien sûr je l'ai laissé, je n'ai pas osé le prendre, il n'y avait pas de raison. Eh bien ! ce matin quand je suis rentrée, le paquet était sur mon lit. C'était deux alèses...*

*Et puis j'ai vu mon frère (*décédé depuis plusieurs années*), il est venu coucher, oh ! pas ici* (en me montrant son lit)*, mais là-bas"*, en indiquant le bâtiment face à la fenêtre de sa chambre.

Au fur et à mesure du récit, son visage s'éclairait, ses yeux si souvent ternes et tristes brillaient. La connaissant suffisamment bien, je savais que chaque détail de cette histoire embrouillée correspondait à un évènement de sa vie. Il n'était donc pas question pour moi de faire le moindre commentaire, la seule chose que je lui ai dite : *"Vous avez passé un bon moment et tout cela a dû vous faire chaud au coeur"*. *"Oh oui ! alors"*, me répond-elle, rayonnante. Toujours aussi radieuse, elle a recommencé la même histoire, avec les même mots et le même enthousiasme, revivant avec émotion ces instants de bonheur vécu. Magie de la mémoire inventive !

Ce moment d'échange m'a permis de comprendre que Madame P. avait franchi un cap dans la maladie et que, dorénavant, la relation avec elle serait plus complexe.

Un **discours confus** demande une **réponse spontanée** pour rassurer le malade.

> A mon arrivée un jour, Madame B., que je connais bien, vient vers moi le visage animé, mais ni angoissé ni contrarié. Elle se met à me raconter une histoire à laquelle je ne comprends rien, son élocution est incompréhensible. Je lui dis que je n'ai pas saisi son récit. Elle me répète l'anecdote de la même façon et je ne la déchiffre pas mieux. J'ajoute alors, *"Aujourd'hui, je suis complètement idiote, je ne comprends rien !"*. Elle a ri et m'a embrassée.
>
> Un après-midi, Madame R. dit en me voyant : *"J'ai vu votre frère"* (je n'ai pas de frère), aussitôt je lui réponds : *"Ah bon ! comment va-t-il ?"*, et Madame R. de me dire qu'il allait bien.
>
> D'une certaine façon, la conversation s'est ainsi prolongée naturellement, glissant de la fiction à une réalité possible.

L'**humour** permet d'**apaiser** un malade inquiet, ou aide à **retrouver** un peu de **mémoire**.

> Il y avait dans l'unité un malade avec lequel la relation était chaleureuse. Monsieur K., originaire du Cameroun dont il avait été ambassadeur, avait la peau très sombre et était toujours habillé en noir. Je le taquinais, le faisant rire, ce qu'il appréciait. Un jour de beau temps, nous étions assis sur un banc dans les jardins de l'hôpital. Il me tenait un discours bizarre, que je ne comprenais pas vraiment. Il n'était pas dans son état habituel, me fit part de la baisse de son moral qui se voyait sur son visage et dans ses yeux. Alors je le regarde et lui dis de façon enjouée : *"Mais ça ne va pas du tout, Monsieur, non seulement vous êtes tout noir à*

l'extérieur, avec votre peau noire et habillé en noir, mais voilà que vous êtes tout noir à l'intérieur, avec des idées noires, ce n'est pas possible !". Il a tellement ri qu'il faisait plaisir à voir, et nous avons repris notre promenade.

Un soir, peu avant le dîner, Madame T., petite et fluette, arrive dans le couloir en chemise de nuit, celle de l'hôpital, qui lui descend jusqu'aux chevilles. La voyant ainsi, je lui demande : *"Madame T. vous avez mis votre robe du soir, vous allez donc au bal ?"*, elle se met à rire. J'ajoute alors : *"Vous avez dû danser dans votre jeunesse, que dansiez-vous ?"*. Elle se met aussitôt à chanter : *"Le plus beau tango du monde"* de Tino Rossi, avec les paroles exactes. Son visage était tout heureux à l'évocation de ces souvenirs.

La **relation** peut se faire **simultanément** avec le malade et sa famille.

J'étais avec Madame B., essayant de lui faire faire un puzzle, lorsque son fils, qui venait la voir régulièrement deux fois par semaine, est arrivé. Madame B., dont la maladie avait bien évolué, comprenait ce qu'on lui disait, mais s'exprimait de façon très obscure. Ce jour-là, son fils installé à notre table, lui racontait le voyage qu'il projetait de faire avec ses élèves ; sa mère hochait la tête, comprenant ce qu'il disait. Intéressée par ses projets, je me suis mise spontanément à poser des questions au fils de cette dame puisqu'elle était dans l'impossibilité de le faire elle-même. Il s'est ainsi instauré une conversation à trois qui a permis un véritable échange entre Madame B. et son fils. Par la suite, cette relation a pu être renouvelée une ou deux fois.

Devant une **grande souffrance**, seuls des mots de **compassion**, d'**affection**, sont possibles.

Un après-midi Madame P. l'air désespéré, arrive précipitamment sur le palier de l'unité et me dit d'un ton angoissé : *"Je suis finie, je suis finie, je ferais mieux de mourir"*. Bouleversée par de telles paroles, je la serre affectueusement contre moi, lui disant : *"Je sais que ce que vous vivez est dur, terriblement dur et difficile. Vous savez, vous n'êtes pas toute seule, nous sommes tous là, avec vous, pour essayer de vous aider, on vous aime"*. Semblant calmée, Madame P. est repartie dans son monde, reprenant son impénétrable discours.

Malgré l'absence apparente, la réalité de la présence demeure

Madame R. est depuis plusieurs années dans l'unité. Son état évolue lentement ; elle passe actuellement la plus grande partie de la journée assise dans son fauteuil, la tête appuyée sur les mains, somnolant sur le bord de la table. Elle semble prêter peu d'attention à ce qui se passe alentour. Je m'assois près d'elle comme à chacune de mes visites, me fais reconnaître en l'appelant par son nom, et nous restons un bon moment en silence. Elle se redresse une première fois pour s'assurer de ma présence et esquisse un sourire. Puis elle replonge dans sa léthargie. Tout d'un coup, elle se dresse à nouveau et avec une précision étonnante me dit : *"Il faut que je te dise au revoir aujourd'hui"*, et ajoute en me prenant avec force les mains : *"Tu sais que je t'aime"*.

J'ai été saisie par la vivacité et la pertinence de ses paroles. En effet, je savais que Madame R. devait quitter l'unité le surlendemain. Qu'avait-elle donc perçu des conversations qui avaient eu lieu à son sujet entre les soignants ? Elle avait probablement compris qu'un changement était prévu pour elle, que je ne la reverrai donc plus la semaine suivante et elle éprouvait la nécessité de me dire au revoir.

Comment après cela ne pas reconnaître que la confusion d'esprit et l'enfermement apparent ne viennent pas à bout de la petite lueur qui vacille toujours au fond du coeur ?

Une **ressemblance** avec quelqu'un peut réveiller, pour un instant, de lointains et bons souvenirs.

Autour d'une table quatre malades jouent aux dominos lorsque je vois arriver Madame R.. M'apercevant, son visage s'éclaire et elle me dit : *"Oh !, bonjour Madame, vous êtes là, que je suis contente de vous voir ! Je vous reconnais, que je suis contente, Oh oui !, je vous reconnais, je me rappelle quand je venais chez vous, il y a bien longtemps. Que ça me fait plaisir de vous voir !"* Je me dirige alors vers Madame R., lui tend les mains qu'elle prend et serre chaleureusement, le visage épanoui. Je lui réponds : *"Oui, il y a bien longtemps qu'on se connaît toutes les deux, comme cela me fait plaisir, à moi aussi, de vous revoir !"*. Repartant très vite, elle a aussitôt oublié cet échange.

En effet, il y a très longtemps que je connais Madame R., venant déjà dans l'unité lorsqu'elle y est entrée, en 1998. Mais bien entendu, elle n'est jamais venue chez moi et m'a sûrement pris pour quelqu'un d'autre.

Les **tragédies vécues** ne s'effacent jamais.

Quelle confusion, quelles idées se sont télescopées dans la tête et dans le coeur de Monsieur S. le jour où il répond, ou plutôt crie, à un médecin du service venu lui poser des questions sur lui-même et sur ce qu'il ressent : *"Je ne veux pas vivre à genoux !"*. Nous ne saurons jamais ce qui a pu faire surgir la violence du passé avec un terrible effet de zoom. Il faut si peu de chose pour ranimer la braise d'un souvenir.

Autre bénévole, autre moment fort partagé avec Monsieur S.

Venant dans l'unité un après midi, j'apprends l'arrivée d'un nouveau patient. Par son nom et son âge je comprends aussitôt qu'il a dû vivre la deuxième guerre mondiale de façon dramatique. Les soignants m'apprennent que Monsieur S. ne parle guère, qu'il ne veut pas quitter sa chambre, même pour les repas. Je lui fais une courte visite d'accueil et c'est par le regard que nous faisons connaissance. Dans ses yeux je lis de l'interrogation, une inquiétude que j'essaie d'atténuer par des mots chaleureux, puis le sentant fragile je me retire. Lors de ma deuxième visite, après quelques propos attentionnés, je l'invite à venir faire des jeux avec d'autres malades et lui tends les mains pour l'aider à se lever de son fauteuil, il les prend en silence, me regardant cette fois-ci, avec des yeux confiants. Nous sortons de sa chambre, sa main toujours dans la mienne, pour aller dans la salle d'activités. Cet après-midi là, il accepte de jouer aux dominos. Mais il ne dit pas un mot, c'est seulement en hochant la tête qu'il dit oui ou non.

Lorsque je reviens la semaine suivante, Monsieur S. est dans la salle à manger, assis seul à une petite table. Il somnole. Pour le sortir en douceur de sa torpeur, je lui mets très légèrement la main sur l'épaule. Aussitôt il pousse un hurlement, un cri d'horreur, et lève la tête me dévisageant terrorisé, avec des yeux remplis d'angoisse que je ne suis pas prête d'oublier. Je viens probablement de le sortir d'un horrible cauchemar qui l'avait ramené des années en arrière... Bouleversée, je me confonds en excuses, essayant avec délicatesse de le ramener à une plus douce réalité que celle où il était plongé. Peu à peu il retrouve le calme, se redresse, fixant ses yeux si éloquents dans les miens, comme il en a l'habitude à chacune de nos rencontres. Cet échange est encore plus fort que les précédents. Puis Monsieur S. se met debout, me prend la main, et c'est lui qui m'emmène à la table de jeux où il s'assoit. Il joue, comme les fois précédentes, sans proférer une parole. Je n'ai jamais entendu le son de sa voix, et j'apprends son décès à mon arrivée le lundi d'après.

Merci Monsieur S. de m'avoir permis de lire dans vos yeux ce que les mots ne pourront jamais exprimer.

De **l'influence du métier** sur le **comportement** du malade.

Je venais de faire une longue promenade avec Madame A. dans les jardins de l'hôpital. Des conversations intéressantes, relativement suivies, étaient encore possibles avec elle ; mais je demeurais intriguée par le comportement, emprunt d'un certain détachement, qu'elle manifestait à l'égard d'elle même. Comme je lui exprimais, délicatement je l'espère, mon étonnement à ce sujet, elle me fit sans aucune hésitation cette réponse surprenante : *"Vous savez, c'était mon métier. Je m'assois en face de moi, je me regarde et j'essaie de comprendre"*. C'était l'exacte description de l'impression que je ressentais !

Madame A. avait exercé durant de nombreuse années une fonction où la psychologie et l'analyse des rapports humains tenaient une grande place. Dans le développement même de la maladie, elle semblait retrouver naturellement cette attitude professionnelle, ancrée si profondément en elle.

L'extrême sensibilité d'un malade peut lui permettre de **percevoir avec anticipation** un évènement.

Lorsqu'un malade de l'unité était dans l'imminence de sa fin de vie, il est arrivé à deux ou trois reprises que Madame L., malgré sa grande confusion, entre dans la chambre du patient. Elle s'asseyait dans un fauteuil ou sur une chaise et restait là pendant des heures, les mains croisées, se recueillant semblait-il, sans rien dire. C'était le jour du décès du malade... !

Comment une telle perception est-elle possible ?

Le malade et nous

Le malade

N'appartenant pas au monde soignant, il est évident que nous n'aborderons pas l'aspect médical de la maladie d'Alzheimer. Nous savons seulement que sa seule évocation fait peur. Il s'agit bien d'une maladie de la mémoire, parfois difficile à diagnostiquer à son début. Elle atteint le système nerveux central, causant des lésions cérébrales qui provoquent une altération des fonctions cognitives. Puis des troubles du comportement apparaissent, empêchant le patient de s'assumer et l'entraînant progressivement vers une dépendance totale.

Dans un excellent petit fascicule, l'Association France-Alzheimer[7] explique fort bien les différentes phases de la maladie. Nous en transcrivons ici quelques extraits :

"La maladie concerne tous les aspects de la vie : la manière dont on pense et agit. Mais chaque malade est atteint de façon particulière. [...]

Elle affecte la capacité de compréhension, de jugement, de penser, de se souvenir et de communiquer. [...]

Le malade perd également la capacité de maîtriser son humeur, ses émotions, son comportement peut varier rapidement et devenir plus difficile à prévoir. Quelquefois, il est triste, en colère ou se met à rire sans raison apparente. De plus, il est inquiet ou anxieux pour des détails. [...]

Toute sa personnalité change. Tôt ou tard, il ne réagit que très peu aux personnes qui l'entourent. [...]

---

[7] "La maladie d'Alzheimer", France-Alzheimer, 21 Bd. Montmartre, 75002 Paris.

Avec le temps, il peut avoir de la difficulté à se nourrir, à s'habiller ou à se laver. [...]
Il a de plus en plus de difficultés à se déplacer et tombe facilement. [...]
Les modifications et le rythme auquel la maladie progresse varient d'une personne à l'autre". [...]

Bien qu'il y ait des cas de malades très jeunes, la maladie d'Alzheimer atteint particulièrement des personnes âgées. Ce sont principalement des femmes, étant donné que leur longévité est plus grande que celle des hommes.

La vieillesse n'est pas une maladie, c'est une période de la vie, la plus longue et la dernière, par laquelle tout être âgé doit passer avant d'arriver inéluctablement à son terme.

Une personne âgée a un long vécu, une expérience de la vie ; elle a eu ses joies, ses peines, ses épreuves, ses souffrances. Elle a une histoire, "son" histoire. Avec les années, le physique évolue : le corps change, se voûte, se tasse, se déforme plus ou moins, le visage se marque, se ride, les yeux se creusent. L'usure de l'organisme occasionne quelquefois des pathologie diverses, qui s'additionnant peuvent devenir très invalidantes pour la "personne âgée". Elle reste néanmoins "une personne", avec son identité et sa dignité, le mot "âgée" ne venant qu'après. Il y a tant de richesse dans tout être humain, même très vieux, même lorsqu'il approche de la fin de sa vie.

Lorsque cette même personne subit l'altération intellectuelle progressive que cause la maladie d'Alzheimer, elle est atteinte d'une plus ou moins grande confusion mentale, n'arrive plus à penser de façon logique, mélange le passé et le présent. Peu à peu elle va se retirer dans un autre monde, son monde à elle, où il ne sera pas facile de la rejoindre. Ces malades, la plupart du temps, comprennent ce qu'on leur dit, mais n'arrivent plus à s'exprimer de façon cohérente.

Est-il nécessaire de rappeler que même déstabilisé mentalement, un malade reste une personne qui mérite attention et respect ?

L'approche du malade

A son arrivée à l'hôpital, c'est-à-dire au moment où nous faisons sa connaissance, le malade Alzheimer a déjà un long passé médical derrière lui. De ce fait, l'approcher demande pour nous délicatesse et discernement. Notre manière de l'aborder variera selon chacun en fonction de l'état d'avancement de la maladie : c'est-à-dire, aller à son rythme physique et psychologique devenu lent, essayer d'ajuster notre présence à celui ou celle que nous rencontrons dans une démarche d'écoute.

Lorsqu'on va voir un nouveau patient dans sa chambre, nous frappons à sa porte qu'on entrouvre d'abord pour s'assurer que nous ne le dérangeons pas. Ici le malade est chez lui, dans son nouveau lieu de vie, à respecter. Nous commençons par nous présenter, expliquer qu'on lui fait une petite visite de bienvenue, en précisant que nous avons conscience qu'il est bien difficile d'arriver en ces lieux. Ne connaissant pas encore cette personne, c'est selon sa réaction, son regard, éventuellement ses paroles, que nous comprenons si notre présence est appréciée ou non. Elle a besoin de temps pour s'habituer aux visages et à ce cadre qu'elle ne connaît pas.

D'une manière générale, en dépit de ce que nous voyons, nous nous efforçons de conserver présent à l'esprit que la dépendance des malades Alzheimer n'a rien de commun avec celle d'un enfant. L'idée courante qui veut que les vieillards retombent en enfance nous paraît inadaptée. En effet, l'enfant dans son développement est en phase de découverte et d'appropriation de la vie. La personne âgée, à plus forte raison lorsqu'elle est confuse, vit une perte et une régression progressive : cet homme, cette femme, si dramatiquement atteint au plus profond de son être, est l'aboutissement d'une histoire dont nous ne percevons que les dernières années ou les ultimes moments. A l'évidence chacun est unique, porteur d'une vie singulière ; ceci implique pour nous d'avoir le souci de personnaliser toujours davantage la relation.

La rencontre

La **relation** particulière et troublante avec ces malades s'acquiert avec le temps. Elle se fait progressivement et demande au bénévole un effort d'adaptation, relevant tout autant de la vigilance que du respect de l'autre. Ne rien brusquer si on veut parvenir à une véritable communication. Il s'agit d'établir un lien et si possible de comprendre, de décoder ce qui est énoncé.

Ces patients sont vrais dans la mesure même où la déficience de leurs facultés intellectuelles laisse totalement place à la spontanéité. Ils sont authentiques, nous nous devons de l'être aussi. Dame Cicely Saunders[8] précise que : *"Le plus important dans la démarche de compréhension est moins ce que l'on comprend que l'effort que l'on fait pour essayer de comprendre l'autre"*.

> Madame S., d'origine portugaise, vivant en France depuis des années, comprenait le français mais lorsqu'elle parlait, ce qui était très rare, s'exprimait en portugais. A mes débuts, j'avais été mise en garde contre ses réactions qui pouvaient être violentes. Elle était toujours solitaire dans son coin, à sa table ou dans un fauteuil. Un jour, en arrivant je me suis décidée à aller vers elle pour lui dire bonjour avec quelques mots gentils. Madame S. m'a alors regardée fixement de ses grands yeux noirs, imperturbable, sans réagir. Le soir, j'allais lui dire au revoir lorsque je partais, ceci sans jamais la toucher. Pendant des semaines, j'ai ainsi essayé de provoquer une réaction, de créer une relation. Impossible, rien ne se passait. Ce n'est qu'au bout de six mois que le miracle s'est produit : elle m'a tendu la main, la glace était rompue. Quel cadeau royal ce jour-là ! Par la suite, la relation a été très fluctuante, elle était inaccessible certains jours, abordable d'autres fois. Par le toucher de la main et avec quelques mots nous avons pu communiquer. Parfois, elle me tenait des discours en portugais que je ne comprenais pas, mais à son ton de voix, à l'intensité de son regard, j'arrivais à deviner de quoi il s'agissait. Dans quelques cas ce

---

[8] Médecin, fondatrice du Saint Christopher Hospice, à Londres.

furent des reproches parce que je ne m'occupais pas assez d'elle ; d'autres jours elle tournait la tête refusant toute relation. De son côté, elle comprenait fort bien ce que je lui disais. Un jour, n'ayant pas saisi ses paroles, je lui dis, en souriant, que je n'avais rien compris à ce qu'elle m'avait raconté, en ajoutant : *"Je ne parle pas le portugais, et je suis trop vieille pour l'apprendre"*. Madame S. a aussitôt éclaté de rire.

Ne pas se sentir à l'aise avec certains malades est une éventualité qui peut se produire. Dans la vie, il y a des personnes qui vous sont sympathiques avec lesquelles on communique volontiers, d'autres moins. Les malades Alzheimer eux-mêmes ont encore suffisamment de capacité pour faire leur choix dans la relation. Nous n'échappons ni les uns ni les autres à cette réalité. Mieux vaut en tenir compte et laisser se créer naturellement le jeu des sympathies.

Une autre difficulté : l'instabilité récurrente de l'humeur et du comportement d'un patient capable au cours d'un même après-midi de dire des mots gentils, puis de devenir tout à fait désagréable en nous rejetant à un autre moment. Que s'est-il passé en lui : une grande souffrance, une impression douloureuse, un instant d'angoisse ? Nous ne le saurons pas, mais après tout est-ce important ? C'est lui qui est malade au tréfonds de lui-même. L'accompagnement se révèle être souvent une école d'humilité.

La **gaîté** et l'**humour** sont des outils formidables. Une taquinerie formulée avec bienveillance est appréciée par les patients et amuse les familles autant que les soignants. Madame R., malgré sa confusion, dit facilement : *"J'aime bien quand vous êtes là, vous me faites rire"*. Dans certains cas, une plaisanterie peut détendre une situation délicate ou faciliter l'entrée en contact avec un malade d'un abord énigmatique. La plupart du temps, elle provoque un sourire, voire un rire qui apaise, ne serait-ce qu'un moment, une préoccupation, un mal-être.

> A mon arrivée un après-midi, je trouve Monsieur S., de tempérament jovial, assis dans un des fauteuils de l'unité, à côté d'une dame avec laquelle la communication n'était pas facile pour moi. Je remarque que ce monsieur n'est pas rasé. Je lui dis bonjour en ajoutant : *"Vous ne vous êtes pas rasé aujourd'hui, heureusement que je ne vous embrasse pas, vous devez piquer et j'aurai la joue toute abîmée"*. Monsieur S. rit de bon coeur et sa voisine éclate de rire aussi, d'un vrai rire, celui qui fait du bien. Ma relation avec elle en a été facilitée par la suite.

Il est bien connu que le rire est réducteur de souffrance.

Il arrive quelquefois que la désinhibition soudaine d'un malade lui fait avoir un comportement pour le moins inconvenant dont il ne mesure pas la portée. Il n'est pas vraiment responsable de cette attitude qu'il n'aurait jamais eue avant sa maladie. Pour nous permettre de l'accepter, nous manifestons au patient notre étonnement avec une pointe d'humour et un sourire afin de minimiser l'évènement.

La **présence** est faite de mille petits riens : un mot, un geste, une main que l'on tient, un sourire, un regard. Quelquefois être là tout simplement, dans l'attention du coeur prêt à tout ou à rien, cherchant la réponse que le malade attend de nous. Comme nous l'avons déjà exprimé, c'est lui le maître de la rencontre : sa vie maintenant s'écoule lentement, souvent silencieusement. Un vrai dépouillement pour nous qui sommes tellement habituées à la rapidité et au bruit. Nous découvrons que le silence est un réel mode de relation, peu utilisé culturellement reconnaissons-le, et qu'il peut être préjudiciable de vouloir le combler à tout prix. Laisser aux émotions le temps de monter, même si elles ne doivent pas s'exprimer. Le silence en dit souvent infiniment plus long que de très jolies paroles.

"Il est très important d'accepter les silences et de les supporter. Les silences ont une signification et ils font partie de la dynamique de la situation", écrit Roger Mucchielli[9].

Savoir **écouter** est encore plus indispensable lorsqu'on se trouve avec un être désorienté.

"Ecouter, ce n'est pas comprendre, mais entendre", dit Jacques Salomé, psychosociologue.

Une écoute attentive et respectueuse, avec **empathie**[10], est nécessaire avec ces patients. L'interprétation de ce qui nous est dit est un

---

[9] *"L'entretien de face à face dans la relation d'aide"*, ESF 1998.

[10] Roger Mucchielli : *"On appelle empathie l'acte par lequel un sujet sort de lui-même pour comprendre quelqu'un d'autre sans éprouver pour autant les mêmes émotions que l'autre"*.

comportement courant dans la vie quotidienne : nous avons une tendance naturelle à expliquer beaucoup de choses en fonction de nous-mêmes, en ne tenant pas suffisamment compte de l'autre. Avec un malade Alzheimer, cela devient inconcevable. Il s'agit non seulement d'entendre ce qu'il nous dit, mais aussi de tenter de deviner le non-dit suggéré par son visage, l'attitude du corps, des mains. Le suivre là où il est et entendre sa demande implicite. Bien souvent, les mots et le silence s'entremêlent et il n'est pas toujours facile d'entendre les deux avec la même bienveillante sérénité.

Parfois, ces malades nous font fugitivement comprendre leur grande peine, à travers quelques mots ou leur manière d'être. Tenter d'apaiser, de reformuler éventuellement les paroles exprimées pour entrer en résonance avec eux dans la mesure de notre possible. Là encore, se mesurer à la réaction naturelle qui pourrait être de chercher à minimiser le mal-être. Si difficile qu'elle soit à supporter pour eux comme pour nous, la souffrance demeure un mystère qui ne s'esquive pas.

Il est délicat de prendre en compte de façon absolue ce que dit cette personne désorientée. Mais il convient de le garder présent à l'esprit, sans le traduire avec nos propres mots. Ce que vit et dit l'autre ne nous appartient pas. Les propos énoncés peuvent correspondre à un fait de son existence, un événement lointain, une personne qu'il croit reconnaître en nous ou plus simplement que nous lui rappelons. Il est dans son monde à lui, un peu mystérieux, nimbé d'une certaine confusion. Tout cela nous échappe bien évidemment. Nous savons bien qu'il ne peut plus être dans la réalité de la vie, tout au moins d'une manière continue, et qu'il est inutile d'essayer de l'y ramener : cela risquerait de provoquer chez lui un sentiment d'angoisse.

Mais aussi confus soit-il, même à un stade avancé de la maladie, il arrive que ce patient connaisse des instants de grande lucidité durant lesquels il s'exprime encore de façon cohérente et pertinente. Nous avons quelquefois la chance d'être témoins de réels moments de grande clarté, malheureusement assez brefs. Il s'agit la plupart du temps de très anciens souvenirs retrouvés, peut-être déformés ou embellis (pourquoi pas ?, ceci est vrai pour tout le monde), liés au travail ou au métier avec ses difficultés, ses exigences ainsi qu'aux événements familiaux, le plus souvent heureux. Subitement le temps s'efface, le passé reprend vie, les émotions affleurent et se partagent en un instant de bonheur.

>Madame R. se remémorant son travail dans un bureau de poste, un *"métier de relation"* me disait-elle. Soudain, elle avait trente cinq ans de moins et ses yeux devenaient joyeux.
>
>Madame D. : *"Le travail à la campagne était dur, mais il était beau. Nous étions pauvres, heureux de choses simples. Maintenant, on appellerait cela de la misère parce que nous ne possédions pas grand chose".*
>
>Quelle sagesse !
>
>Madame S. : *"Dans notre village, quand survenait une naissance, c'était une vraie fête pour tout le monde".*
>
>Une convivialité qui laisse rêveur.
>
>Madame L., s'attristant de l'inutilité de sa longue fin de vie, me racontait encore avec vigueur et force détails la vie rurale menée pendant la guerre de 1914-1918, quand tous les hommes ou presque étaient au front. Les

femmes prenaient le relais dans les travaux des champs et de la ferme, les grands-pères tenaient le rôle de père pour l'éducation des enfants. Son langage était précis, vrai et vivant pour m'expliquer en quelque sorte la réorganisation de la société.

Alors j'ai bondi sur ses souvenirs, sur la richesse qu'ils représentaient. J'ai essayé de lui faire comprendre que ce qu'elle avait vécu était précieux, qu'elle avait un rôle de mémoire à jouer, paradoxalement, et se devait de partager ces récits avec les jeunes de son entourage.

Elle m'a répondu par un grand sourire, un peu complice, qui reflétait une certaine plénitude. Elle avait peut-être retrouvé tout à coup une raison d'être et d'exister.

L'usage de la **communication non verbale** peut se révéler nécessaire lorsque le dialogue avec le malade Alzheimer devient impossible, tant son discours est destructuré. Par contre, il est encore capable, intuitivement, de nous comprendre. Quelquefois, on parvient à percevoir le ressenti, la colère, le stress de ce malade, à partir de deux ou trois mots compréhensibles dans une phrase obscure ; son comportement, ses gestes, les réactions de son corps, le ton de sa voix, son regard sont aussi des aides précieuses. A ce sujet, un chercheur américain a écrit : *"Nous nous exprimons : 7% par les mots, 38% par la façon dont on les dit et 55% par le corps !"*.

Il s'agit bien essentiellement de créer un climat affectif, favorisant le calme et la confiance si utiles à une relation devenue subtile. C'est alors que, selon la formule du docteur Feteanu, donner *"le petit plus du coeur"* se révèle bénéfique.

> Madame H., toute menue, déambule beaucoup dans le service en trottinant à pas glissés. Elle prend facilement la main des personnes qui passent, même ne les connaissant guère, son besoin de contact est si grand. Un jour, je l'accompagne dans une de ses longues promenades dans les couloirs. Elle ne parle pas, alors qu'elle peut être très bavarde dans ses langues de toujours, le grec et le turc. Malgré sa confusion, elle comprend très bien le français pratiqué autrefois, mais ne sait plus l'utiliser. Comme je le fais souvent, la prenant par l'épaule je la tiens près de moi. Tout à coup, je vois son front qui se crispe, se plisse, ses yeux s'assombrissent, il se passe quelque chose dans sa tête, une souffrance, une préoccupation. Je lui demande doucement : *"Que se passe-t-il ? Vous semblez avoir un souci"*, elle me répond : *"Oui"*, je lui dis : " *Voulez-vous en parler ?"* Pas de réponse, elle reste silencieuse, toujours préoccupée. Ne sachant que faire, que dire, je la serre affectueusement contre moi et murmure : *"Vous savez que je vous aime"*. Madame H. tourne alors vers moi son visage qui soudainement s'est éclairé et s'exclame doucement : *"Mais tu ne me l'avais pas dit !"* Qui étais-je pour elle en cet instant ? Pour qui me prenait-elle ? Peu importe. L'essentiel n'était-il-pas que quelqu'un lui ait parlé affectueusement ce qui semblait lui avoir fait du bien ?

Très peu de mots échangés... et que de choses dites ! ...

Quand la parole n'est plus guère possible, le **regard** devient parole. *"C'est par les yeux qu'ils disent les choses, et ce que j'y lis m'éclaire mieux que les livres"*, écrit Christian Bobin[11]

Un regard peut aussi être éloquent ; c'est un mode de relation qui ne trompe pas. Mais il y a tant d'expressions différentes dans le regard qu'il nous faut apprendre à les déchiffrer. Ce qui paraît le plus étonnant, c'est que le regard ne semble pas lié à l'âge, pour les malades comme pour les bien-portants d'ailleurs, mais plutôt à la disposition du coeur dont il est le reflet. Le visage se flétrit, le regard demeure. Il nous est impossible par exemple d'oublier la fraîcheur émerveillée de celui de Madame H. : l'innocence de l'enfance y était encore contenue malgré la maladie et l'usure de ses 84 ans.

Les malades Alzheimer n'ont, par moment, que leurs yeux pour s'adresser à nous. Cela demande une certaine lecture de notre part. Est-ce une attente confiante, une difficulté passagère, un questionnement, une inquiétude ? Quelle réponse donner ? Décrypter ce langage silencieux, même en y mettant tout son coeur, n'est pas toujours chose aisée.

Certains regards sont lointains, viennent d'un autre monde et semblent ne plus percevoir le nôtre. Que veulent-ils dire ? Que pouvons-nous faire ? Nous sommes en permanence dans la quête d'une explication sur ce qui nous échappe. Qu'il est difficile d'être totalement présent à l'autre devant tant d'incertitude ! Parfois, il nous arrive de faire une supposition, mais sans jamais en être sûres.

---

[11] *"La présence pure"*, Le temps qu'il fait, 1999.

La réciprocité du regard : le patient est tout à fait capable de se mirer dans celui que nous portons sur lui. Il s'agit là d'une relation qui peut être très forte, même lourde à supporter. Aussi, c'est seulement si nous ressentons au fond du coeur de la paix, de la compassion, de l'affection que nous pourrons peut-être lui transmettre la compréhension et la présence chaleureuse qu'il est en droit d'attendre de nous.

Une constatation étonnante : dans les couloirs de l'unité sont accrochés, à différents endroits, des miroirs. Il arrive de temps en temps que des femmes, malades Alzheimer, en se promenant, les découvrent, s'arrêtent et s'y regardent. Elles sont capables de rester là longtemps, interrogeant ce miroir sur la personne qui est en face, lui parlant, se demandant qui elle est, car elles ne la connaissent pas, ne la reconnaissent pas. Elles ont oublié qu'il s'agit d'elles-mêmes. Et pourtant ce visage ne leur est peut-être pas tout à fait inconnu. Tous les gestes et les mimiques sont bien sûr rigoureusement symétriques : si elles sourient, le miroir renvoie un sourire. La solitude est quelque part brisée par le jeu de ce miroir qui leur réfléchit une image apaisante, somme toute identique à elles-mêmes.

> Me promenant une après-midi avec Madame D. dans les couloirs, cet épisode du miroir se reproduit. Après un long moment pendant lequel Madame D. converse avec son image, je lui demande : *"Elle semble bien gentille, cette dame ; je crois qu'il s'agit de vous ?"*, *"Oh non !"*, répond-elle vivement. *"Et la personne qui est avec vous, qui est-ce ?"* *"Eh bien, c'est toi"*, me dit-

elle. Etant près d'elle, mon visage était aussi dans le miroir.

Madame D. avait pu me reconnaître dans le miroir, mais son visage à elle ne lui disait plus rien ; elle était néanmoins rayonnante. Ne venait-elle pas de vivre un étrange moment de douceur ?

La récompense est grande lorsque une étincelle jaillit dans un regard.

Ce fut le cas avec Madame B., alitée l'après-midi. Très âgée et bien fatiguée, elle ne parlait pas. La porte de sa chambre était toujours ouverte, j'allais volontiers lui faire une courte visite lorsqu'elle ne dormait pas. Les premières fois, quand je lui disais des mots gentils, des mots de compassion, l'informant de tel ou tel petit événement de la vie courante, elle me fixait avec interrogation de ses yeux noirs un peu éteints, étonnée que quelqu'un qu'elle ne connaissait pas vienne lui parler. Peu à peu une relation s'est créée et il n'était pas rare, lors de ces moments privilégiés, de voir soudain une petite flamme s'allumer dans ses yeux, lueur de reconnaissance à laquelle s'ajoutait ce qui voulait être un sourire.

Le **toucher** est un sens important, moyen de communication bénéfique pour le patient. *"Ils aiment toucher les mains qu'on leur tend, les garder longtemps dans leurs mains à eux, et les serrer. Ce langage là est sans défaut"*, écrit encore Christian Bobin.

Par ailleurs, l'Association J.A.L.M.A.L.V. précise[12] :

> *"En utilisant le toucher comme moyen de communication, nous nous adressons à l'être dans sa globalité, à toute la mémoire inconsciente du corps, à une expérience du toucher. Toucher quelqu'un ne se résume donc pas à toucher un pied, une main, un visage, mais concerne toute l'histoire et le sentiment d'exister"* [...]
>
> *"La communication non verbale est aussi une histoire de présence, de présence à soi, de présence à l'autre. Autrement dit encore, toucher c'est accompagner, je veux dire être présent à l'autre, lui "dire" (sans mots). "Je sais, j'entends ce que tu vis, tes difficultés, ta souffrance, tu peux les traverser, je t'accompagne."*

Entourer une épaule, caresser une main, tendre les deux mains en signe d'accueil, prendre les mains ou déposer un baiser sur un front inquiet : voici un langage sans parole, bien compris des malades. Cela se fait, bien sûr, avec délicatesse, en respectant la pudeur et la manière d'être de chacun si notre intuition nous le suggère. Nous offrons ainsi notre aide, notre amitié, notre affection. Cela signifie également : "Nous sommes bien ensemble, nous avons confiance l'une en l'autre, la maladie n'est pas une barrière entre nous".

Il s'agit d'accompagner au sens fort du mot, c'est-à-dire de goûter le même pain. Se rapprocher le plus possible de la souffrance de l'autre, tout en sachant que

---

[12] Jalmalv, revue N° 33, Juin 1993, chapitre : *"Rôle du toucher dans la communication non verbale"*.

notre compagnonnage ne pourra jamais abolir la distance qui nous sépare.

> Madame C., très âgée, était couchée en raison de sa grande fatigue. Un jour, je l'entendis appeler avec son charmant accent méridional : *"Venez ! venez ! venez !"*, alors que je rentrais d'une promenade dans le jardin de l'hôpital avec une autre patiente. J'allai donc voir cette dame, lui pris les mains qu'elle me tendait et sentant les miennes, elle me dit :*"Elles sont froides"*, je lui réponds *"Oui, je viens du dehors où il fait froid"*, elle ajoute : *"Mais, elles sont glacées"*, et Madame C. s'est mise à me frotter les mains pour les réchauffer.
> Je n'ai été capable de lui dire que : *"merci"* !

La **déambulation** fait partie de la maladie, c'est une marche lente, incessante et sans but, du moins en apparence. Il serait préjudiciable pour le malade d'essayer de l'interrompre ; par contre éviter qu'elle devienne dangereuse est un souci permanent pour tous. Beaucoup de malades marchent tout le temps, vont et viennent même la nuit. Cette déambulation est une réelle source d'inquiétude, car ils peuvent s'égarer ou fuguer. C'est pourquoi dans certains cas on leur fait porter un bracelet anti-fugue. Même sous l'effet de calmants, certains patients continuent à déambuler et ne s'arrêtent que lorsqu'ils ne peuvent plus marcher, ou pour des raisons que les connaissances actuelles sur la maladie ne permettent pas d'expliquer.

Il arrive fréquemment de voir dans les couloirs de l'unité deux patients déambuler ensemble, dans le silence, en se tenant par la main. Fugitif rapprochement de deux solitudes ? Une relation d'affection ?

Accompagner dans la déambulation est aussi, pour nous bénévoles, une autre approche du malade. Lorsqu'il déambule, il est en recherche éperdue d'un chemin qu'il ne retrouve plus et en quête de lui-même. Pour rejoindre cette désorientation et limiter son désarroi, nous pouvons être à ses côtés, en nous promenant avec lui dans les couloirs de l'hôpital, à son rythme, très souvent en silence. Parfois cette longue marche à deux, main dans la main crée un climat propice à un échange qui ne se serait probablement pas produit autrement.

En voyant un jour Madame P., le visage très angoissé, déambuler dans l'unité, je lui propose de l'accompagner. Elle accepte facilement. Un long silence s'instaure, puis elle tient un discours embrouillé. Tout à coup elle s'arrête, me regarde et me dit distinctement : *"Je crois que je deviens folle"*. Calmement je lui réponds : *"Je crois surtout que vous êtes très fatiguée, et quand on est fatigué, le petit vélo se met en marche dans la tête"*. Elle rit et me dit : *"Oui, c'est ça !"*.

Devant pareille réflexion de la part du malade, il semble opportun, si nous en sommes capables, de répondre spontanément par une vérité adaptée afin de le préserver de la cruelle réalité de son état.

La **modification du comportement** se produit au fur et à mesure du développement de la maladie. On remarque que le malade recherche de façon plus ou moins permanente quelque chose, que ce soit un document, des clés, son porte-monnaie, ou n'importe quoi d'autre. De même, il se met à cacher des objets dans des endroits insolites, et bien entendu ne les retrouve plus, ne se souvenant pas de la cachette. Il pense alors qu'on l'a volé et le dit de façon péremptoire, sûr de lui. A l'hôpital, il déplace, cache, ou prend des bibelots, des vêtements, qu'ils lui appartiennent ou non. C'est ainsi que des réveils, des lunettes, par exemple, disparaissent ; on les retrouve quelquefois. Si quelqu'un laisse un gilet sur une chaise, on peut très bien le voir peu après sur le dos d'un malade qui n'a pas forcément la corpulence correspondante au tricot... ! Certains patients éprouvent le besoin de faire des stocks : des essuie-mains en papier dont ils se servent pour se moucher, un rouleau de papier toilette pris dans les sanitaires, du pain, des morceaux de sucre, des petits gâteaux emportés discrètement au moment d'un repas, ou tout autre chose qui se présentera à leur yeux. A l'occasion, ils n'hésitent pas à nous offrir en cadeau la chose dérobée, en ajoutant : *"Tiens, j'ai ça pour toi"*. Nous prenons le présent en remerciant et allons le remettre à son emplacement d'origine.

Avec l'évolution de la maladie, l'attitude peut devenir agressive. Pour le malade, il s'agit seulement d'un moyen d'expression parmi d'autres. Cette agressivité signifie peut-être une douleur, une inquiétude, une insatisfaction ou une manière de marquer son existence. Il convient d'en tenir compte sans s'y opposer directement, sans non plus l'accepter ; mais plutôt essayer de la comprendre et d'y répondre par le calme et la patience.

Lorsque l'échange se révèle à peu près impossible, la situation devient terriblement douloureuse pour le conjoint et pour les enfants. Nous en sommes bien souvent témoins. Ils sont profondément meurtris par ce mari, cette épouse, ce père ou cette maman, qui a changé à tous points de vue. Tant de moments et d'événements ont été vécus ensemble, et aujourd'hui le malade ne reconnaît plus sa très proche famille. C'est affreux ! Dans sa détresse, elle se sent démunie et n'ose même plus dire les mots doux et tendres, comme autrefois.

Tout être humain a besoin d'affection, de tendresse et d'amour, les malades âgés comme les autres, peut-être même davantage lorsque la tête ne suit plus. Les patients de l'Unité Alzheimer étant pour la plupart des femmes, il nous arrive de dire avec spontanéité à celles qu'on connaît bien, des mots qui viennent du coeur. Qui leur parle affectueusement à présent ?

"La seule chose dont on ne se lasse pas, c'est d'être aimé", disait le docteur Jean-Marie Gomas, le 7 mars 2003, lors d'une journée de formation.

TÉMOIGNAGES

LE CORPS S'EN VA, LE CŒUR SÉJOURNE.

Chrétien de Troyes
Le chevalier à la charrette, XIIème siècle

L'annonce du diagnostic est un terrible choc pour tout le monde :

Pour la personne concernée qui devient aussitôt "un malade Alzheimer". Brutalement, sa personnalité et son identité mêmes sont remises en question, car il s'agit d'une maladie bien troublante. Lire à ce sujet la remarquable interview de Michel publiée par France-Alzheimer[13].

Pour la famille, c'est un drame. Elle vit avec le malade et va devoir en prendre soin dans une attention de tous les instants. La tâche considérablement exigeante et éprouvante demande du temps, beaucoup de temps, de l'énergie morale et de la force physique. Devant un tel problème, des tensions familiales peuvent s'en trouver exacerbées. Une autre épreuve s'ajoute souvent à la première : la distance prise par l'entourage dès l'annonce de la maladie et par la suite, en raison de la confusion et du comportement du malade. On préfère ne

---

[13] *"Contact"*, N° 68, Hiver 2003/4, reproduite page 143.

pas voir, tant cela est impressionnant. Le cercle des relations s'éloigne, celui des amis se réduit. Bien triste constat, malheureusement exact. La famille se sent alors abandonnée. Cette maladie l'isole du reste du monde et pourtant, elle aurait plus que jamais besoin de se sentir entourée.

N'ayant personnellement jamais été confrontées dans notre entourage à la maladie d'Alzheimer, et dans un souci de respectueuse vérité, nous avons préféré laisser parler deux familles pour nous raconter ce que fût le long vécu avec leur malade avant son hospitalisation. Années remplies de difficultés, de luttes, de souffrances ; un véritable calvaire qui perdure !

Nous sommes persuadées que leurs mots toucheront au coeur tous ceux qui ont à vivre semblable détresse et leur apporteront une aide encourageante. Quant à nous, nous les remercions très vivement d'avoir accepté de livrer spontanément et si simplement cette période de leur vie où tout a commencé à basculer.

Voici les témoignages de :

Madame L., épouse d'un malade hospitalisé en Avril 2004.

Madame M., fille d'une patiente entrée dans l'unité en Octobre 1998.

Madame L. fait la connaissance de son mari lors de randonnées en groupe de jeunes. C'est un garçon joyeux, d'une grande simplicité, pratiquant l'humour. Ils décident de se marier. Au même moment, Monsieur L. ajusteur chez Renault depuis l'âge de 14 ans, reçoit une proposition d'entrer, comme prototypiste, dans un laboratoire dépendant du C.N.R.S. Il l'accepte, cela lui plait. Il travaille avec des chercheurs, dont le futur Professeur Joliot. Pour Madame L., son mariage est une bouffée de gaîté dans sa vie, ses parents étant stricts et austères. Monsieur L., assez fantaisiste, perd fréquemment son portefeuille, ses clés ou autre objet, cela se sait et on lui rapporte ce qui a été trouvé. La naissance très attendue de leur seul fils est un évènement : *"Un dieu est arrivé dans la maison"* dit Madame L., surtout pour son père.

1985/1989. Monsieur L. a des ennuis de santé qui le font souffrir et doit subir deux interventions chirurgicales importantes en l'espace de quatre mois. Simultanément de gros soucis familiaux bouleversent la quiétude du foyer. Il en ressort très affecté et devient triste, irascible, son caractère change.

1990. Il a 60 ans et prend sa retraite, ce dont il est content. Il éprouve un sentiment de liberté, mais regrette néanmoins son travail qui comptait beaucoup pour lui. Il s'intéresse de moins en moins aux choses, à ce qui se passe, à ce qu'il fait, une certaine morosité le gagne. Il a besoin d'un élément moteur : sa femme, qui le stimule. Ils sortent, vont dans les brocantes, mais elle travaille encore et est absente dans la journée. Le soir, à son retour elle trouve tout en désordre, il prétend avoir travaillé et ne pas avoir eu le temps de ranger. Il se met aussi à lui raconter des choses étranges et fausses. Il dit avoir vu et parlé avec des personnes décédées depuis longtemps... Ne comprenant pas, elle lui dit qu'il est menteur. Depuis toujours il apporte à sa femme son petit déjeuner au lit, il n'y arrive plus. Dépassée par ces agissements Madame L. a du mal à être aimable avec son mari, elle s'énerve, lui fait des reproches. Cette situation a duré ainsi plusieurs années.

1994/1996. Madame L. pense à la maladie. Racontant au médecin traitant que son mari devient caractériel, difficile à vivre et agressif en parole, il lui dit que ce n'est pas grave, que Monsieur L. s'ennuie parce que seul toute la journée, il fait de la dépression. Il cherche des solutions pour s'adapter à ses troubles ; à chaque instant il téléphone à sa femme à son bureau. Puis Monsieur L. se met à se perdre dans la rue, alors le médecin commence à comprendre qu'il y a quelque chose. C'est seulement à ce moment qu'il conseille à Madame L. d'aller voir un neurologue.

1997. A l'hôpital Broca, dans le service du Professeur Forette des examens et une I.R.M. (image à résonance magnétique) sont effectués. Le diagnostic Alzheimer tombe devant Monsieur L. qui n'a pas de réaction et ne cherche pas à comprendre. Le neurologue laisse entendre à Madame L. qu'elle ferait bien d'organiser sa vie différemment, de sortir seule, de rencontrer d'autres personnes, de chercher un établissement spécialisé pour son mari. Elle ne réalise pas à quel point la vie deviendra éprouvante et intolérable. Cette même année, Madame L. décide d'arrêter de travailler et se met en préretraite, car elle se rend compte que son mari ne peut plus rester seul.

1998. Un nouveau médicament arrive sur le marché : l'Aricept. C'est une grande chance, Monsieur L. commence le traitement qu'il tolère bien et est efficace les premières années. Cependant Madame L. constate des changements pour des détails peu importants. Ils continuent à mener une vie à peu près normale, ils sortent, participent à des visites guidées dans Paris, vont au restaurant, au concert, au cinéma, assistent à des conférences. Monsieur L. est indifférent, ne pense plus qu'à lui. Il participe quand même aux activités ménagères (courses, épluchages, vaisselle), fait de petits bricolages, du jardinage, tond la pelouse. Quand ils partent en voiture, Madame L. range bagages et paquets dans le coffre, Monsieur L. défait tout pour ranger à sa façon. Le résultat n'est pas fameux, mais il veut rester maître, c'est lui qui décide.

Madame L. annonce le diagnostic à son fils qui semble en être très choqué, il n'en parle pas. Il dira simplement à sa mère : *"Maintenant que tu sais que c'est ça, il faudra que tu penses à le placer. Cela viendra assez vite"*. Madame L. n'admet pas cette idée, cela lui fait mal.

1999. Au fil des jours le caractère de Monsieur L. change. Il peut être coléreux, il pleure, devient paresseux, égoïste. Il répète les mêmes choses, des évènements vécus autrefois ; il n'est plus dans le présent. Auparavant il aimait se raconter, parler de ses parents, de ses grands-parents, surtout de sa grand-mère qu'il voyait souvent. Il refuse de faire les choses sur le moment, les reporte au lendemain, s'agace s'il n'y parvient pas seul. Lorsque avec sa femme ils rencontrent des personnes qu'ils connaissent, il arrive à donner le change. Sa conversation est naturelle, il s'exprime normalement : ces mêmes personnes ne comprennent donc pas qu'il puisse être malade. Puis il devient irascible et agressif physiquement.

2000. La vie est vraiment difficile : il faut l'aider à la toilette, à s'habiller, il faut toujours lui redire les même choses. Il n'accepte pas facilement, dit Madame L : "*Mais j'y arrive encore*". Monsieur L. se perdant dans la rue et ne se souvenant plus du code de l'immeuble, sa femme est obligée de fermer à clé la porte d'entrée de l'appartement pour l'empêcher de sortir. Pour leurs déplacements, il laisse sa femme conduire, disant : "*Moi, j'ai un chauffeur*". Le médecin lui a précisé qu'en raison des médicaments qu'il prend, il ne doit pas conduire, ce qu'il accepte en partie. Par contre, lorsqu'ils vont à la campagne voir ses beaux-parents, il se met dans des colères noires de ne pas pouvoir prendre la voiture pour aller faire les courses. Madame L. doit en cacher les clés. Par la suite elle décide de la laisser au garage et de prendre dorénavant le train puis un taxi pour y aller.

Nouveau comportement : Monsieur L. se met à déambuler.

2001. Le quotidien se complique ! Monsieur L. commence des séances d'orthophonie, de kinésithérapie et est suivi psychologiquement. Ses colères sont plus fréquentes et il profère des insultes. Lors de déplacements au bord de la mer ou en Corrèze, il est très perturbé par ces changements de lieu, ne retrouve plus ses repères. Peu à peu il se met en retrait, ne participe plus à l'échange, n'est pas toujours de bonne humeur et ne tient plus en place. Les troubles s'aggravent : incohérence, agressivité verbale et physique, hallucinations, déambulation incessante. Il ne fait plus de phrases, ne s'intéresse plus à ses outils, à son jardin, à rien. Il n'a plus la notion de l'argent et ignore les euros : c'est 100 francs qu'il donne pour une baguette de pain. Il jette ses comprimés, refuse de faire sa toilette, de manger (perd 15 kgs), de sortir.

2002. La vie devient vraiment très dure. Néanmoins Monsieur L. se réalimente par petite quantités, sollicite à nouveau l'aide de sa femme pour faire sa toilette, pour s'habiller. Par contre il se perd dans l'appartement et par moment, ne sait plus qui est Madame L. Il est inquiet, veut toujours être près d'elle, la suit partout. Parfois Monsieur L. dit à sa femme *"qu'elle a du courage et s'étonne qu'elle soit seule à tout faire"*. Cela n'empêche pas Madame L. de préciser : *"La personnalité d'André, son mari, se modifie, ce n'est plus la personne aimée. Tous les jours on fait le deuil d'un détail. Les lumières* *de la vie s'éteignent les unes après les autres"*. Il se détache de tout, de sa femme à laquelle il n'accorde plus aucun petit geste d'affection. Il ne lit plus, ne regarde plus la télévision, écoute encore de la musique. Il parle seul, ne sait plus dire son nom, écrit avec peine. Les souvenirs proches s'effacent, les pleurs sont fréquents. Cette maladie est révoltante, mais on arrive à accepter, on tient à son personnage.

Demandant assistance, le spécialiste de Broca conseille à Madame L. de se faire aider à domicile ou de chercher un accueil de jour ; le médecin traitant lui dit de consulter les pages jaunes de l'annuaire. Heureusement l'Association Alzheimer lui suggère de s'adresser au C.C.A.S. (Centre Communal d'Action Sociale) de la mairie et lui remet une liste d'établissements susceptibles de recevoir le malade. Le C.C.A.S. ne peut lui rendre service, ne s'occupant pas de ce genre de problème et n'ayant pas d'aide ménagère disponible.

Après de nombreuses démarches et réponses négatives, même d'un hôpital de jour spécialisé Alzheimer, qui trouvait son mari trop perturbateur pour le personnel, Madame L. obtient un rendez-vous à l'hôpital de jour de Saint-Denis. Le médecin gériatre lui parle de la maladie, de ses conséquences, l'écoute et devant sa détresse accepte de prendre son mari, une fois par semaine pour une période de trois mois. Cet accueil n'est pas pour ce genre de malades et Madame L doit chercher ailleurs, d'autant que son mari a fait une fugue de cet hôpital. Elle entreprend de nouvelles démarches auprès de maisons ou d'organismes de retraite et c'est à Livry-Gargan qu'on accepte son mari pour quelque temps. Puis, par l'intermédiaire d'une association d'aide à la personne âgée une dame vient garder son mari deux heures par semaine. Elle parle un peu avec lui, mais il refuse de faire des jeux et par le suite, même sa présence.

Monsieur L. est très agité, surtout le soir. Il se couche tôt, s'endort si sa femme reste près de lui à lui tenir la main. Une certaine hostilité s'installe envers l'orthophoniste, on est obligé d'arrêter ce soin. Les promenades deviennent plus compliquées, il est anxieux car il ne reconnaît pas le chemin, ni sa femme, il interpelle les gens qui passent, marche droit devant lui sans s'occuper s'il y a des voitures. Mais il apprécie encore les sorties au concert. L'habillement se révèle bien difficile, il ne veut plus l'aide de sa femme, enfile ses vêtement à l'envers, met deux ou trois pantalons l'un sur l'autre et ses chaussures au mauvais pied. Il se couche tout habillé, vide les armoires, cache les habits sous le lit, défait ce qui est fait. Son incohérence est plus grande, sa désorientation accentuée, il a peur des bruits et chuchote pour qu'on ne l'entende pas. Il pleure très souvent.

Madame L. commence à faire des recherches et à visiter des établissements pour un éventuel placement.

Au début de la maladie, la soeur de Monsieur L., qu'il aimait beaucoup, est présente. Actuellement cette soeur, qui a enfants et petits enfants, ne se manifeste plus, elle envoie une carte postale pour l'anniversaire de son frère, c'est tout. Cela fait mal à Madame L., pour son mari. Par contre, dans l'immeuble un couple se montre très gentil depuis qu'ils ont compris que Monsieur L. était malade. Ils téléphonent et rendent facilement service. Les collègues de travail sont tous décédés, à l'exception d'un ami d'enfance et d'un chercheur qui sont en province et prennent des nouvelles une ou deux fois par an.

Le père de Madame L., qui habite en Corrèze, fait un A.V.C. (accident vasculaire cérébral), et est hospitalisé à Brive. Elle réussit, non sans mal, à aller le voir en emmenant son mari, qui ne comprend pas pourquoi son beau-père est couché là : il veut l'emmener. Par la suite, elle parvient à le laisser quelques jours à l'hôpital Broca pour retourner à Brive. Quelle dure épreuve d'être ainsi prise entre son père et son mari ! Son père décède le 20 Octobre 2002, et de nouvelles difficultés se présentent. A cette même période, trois décès surviennent en dix jours ; de nombreux autres deuils se produisent dans la famille et parmi les amis et relations, entre 1996 et 2002.

2003. Monsieur L. commence à cracher ses médicaments, fait de fréquentes chutes, son agressivité verbale est journalière, l'endormissement très difficile. Il faut un infirmier pour faire sa toilette. Un nouveau traitement est commencé avec l'Ebixa. Nouvelles constatations d'agitation, d'impatience, d'anxiété, il faut lui tenir la main pour le rassurer. Continuant ses recherches de centre, Madame L. parvient à Casa Delta 7, accueil de jour pour malades Alzheimer, dans le XVIIIème arrondissement de Paris. Elle voit le directeur, qui accepte son mari en accord avec le médecin et la psychologue du centre. Pour la deuxième fois, après le contact à Saint-Denis, elle trouve compréhension, chaleur humaine, des professionnels à son écoute. Dès le premier jour, *"Il est content de sa journée, mais est triste* *de voir des personnes dans l'état où elles sont. Lui, espère s'en sortir"* dit-il. Il est gai, tout se passe bien au début, il participe à l'atelier d'art thérapie. Il va à ce centre une fois par semaine, deux fois par la suite. Puis des complications apparaissent, il est malveillant et grossier avec le personnel de Casa Delta 7. Pour aller au centre par les transports en commun, les gens sont gentils dans l'autobus, indifférents dans le train et très pressés dans le métro. Les regards sont quelquefois difficiles à supporter.

Lorsque son mari est à Casa Delta 7, Madame L. est libre, mais tellement désemparée par cette liberté qu'elle marche dans la rue, sans but, sans savoir que faire, ni où aller. La vie devient éprouvante, tous les jours des choses s'effacent de la mémoire de son mari. *"Le plus difficile à accepter est l'agressivité, c'est une autre personne près de moi que je ne connais pas"* dit-elle.

Par l'intermédiaire du médecin de Casa Delta 7, Madame L. sollicite un séjour de répit à l'hôpital Paul Brousse de Villejuif pour une dizaine de jours ; il lui est accordé pour un mois. Cette gentillesse lui fait chaud au coeur et lui permet de partir en Corrèze pour résoudre un certain nombre de problèmes. Quand elle vient rechercher Monsieur L., il n'est ni différent ni traumatisé et rentre à la maison normalement. Sa déambulation a augmenté, il discute sans cesse, semble moins agressif, mais déplace tout ce qu'il trouve. Il met de tout dans ses poches : verre, torchons, sachets de sel ou de poivre qu'il a pris à Delta 7 et même les clés du directeur ! Les transports en commun devenant trop compliqués pour aller au centre, c'est une ambulance qui l'emmène, mais hostile au chauffeur, il faut l'accompagner jusqu'à la voiture. Il revient toujours content de sa journée et demande même une fois à sa femme : *"Qu'est-ce que tu fais quand tu es seule ?"*.

De temps en temps, Monsieur et Madame L. vont encore au concert malgré des réactions dérangeantes pour les voisins immédiats, Monsieur L. parle haut, prend la main de la personne assise à côté de lui, qu'il ne connaît pas. Son comportement évolue encore, l'agitation, les hallucinations, la brutalité sont de plus en plus grandes, auxquelles s'ajoute la perte des gestes, des mots, des souvenirs. Il faut répéter, l'aider à retrouver l'usage des objets, car il ne le sait plus : il prend sa brosse à cheveux pour se laver les dents, le bouchon de l'évier pour se raser, se lave les mains dans la cuvette des W.C., mange la terre des pots de fleurs, prend un sac poubelle pour s'habiller. Il se perd dans l'appartement, et ne sachant plus où sont les toilettes se soulage n'importe où. Il déplace les meubles même très lourds, arrache les plantes, déchire les papiers peints, casse les serrures, dessine sur les tapis. Quand il parle, il s'adresse à la télévision ou aux meubles. Les nuits sont agitées, très agitées, il ne sait pas s'allonger. Les repas sont périlleux, car Monsieur L. veut manger seul, avec les doigts. Il faut couper sa viande, le servir plat par plat, sinon il mélange tout. Quant à Madame L., elle mange ou plutôt grignote, debout près de son mari. L'infirmier a du mal pour la toilette et pour l'habillage, Monsieur L. essaye de le frapper.

2004. Monsieur L. peut continuer à aller au centre malgré son comportement, mais il est nécessaire de penser à l'entrée en institution. Cela ne l'empêche pas de dire à sa femme : *"qu'il est content d'être avec elle"*, et l'embrasse de temps en temps. En Mars, Madame L. en accord avec le médecin de Casa Delta 7, fait une nouvelle demande de répit temporaire à l'hôpital Paul Brousse. L'assistante sociale lui répond aussitôt qu'une place devrait se libérer début Avril et sera réservée pour son mari. Il est hospitalisé le 5 Avril 2004. Sa dépendance aggravée et l'instabilité de l'état de Monsieur L. font qu'il est toujours présent dans cette unité. Les mois passent et Madame L. se fait à l'idée et accepte malgré elle cette séparation, n'ayant pas eu à prendre la si douloureuse décision de l'entrée définitive de son mari à l'hôpital. Elle est soutenue moralement par l'assistante sociale, la psychologue, l'équipe médicale dans son ensemble et les bénévoles.

A présent, Madame L. précise qu'elle a toujours l'impression que son mari est à la maison, quelquefois elle est sur le point de lui parler. Pour les repas elle n'arrive toujours pas à s'asseoir. Elle ajoute :

"On n'efface pas 44 ans de vie commune, c'est un deuil, un deuil blanc."

"Ce n'est plus la même personne qu'on a connue. Tout est changé, il n'y a plus rien. C'est difficile !"

"On vous fait des recommandations, on vous dit de sourire au malade, d'être calme, de ne pas se fâcher. Facile à dire ! On voit que ceux qui vous disent cela ne savent pas ce que c'est de partager le quotidien d'un malade Alzheimer."

Madame L. a souhaité compléter le récit de son vécu journalier par quelques lignes dans lesquelles elle nous fait part de son ressenti personnel. Nous le restituons avec un grand respect pour son authenticité.

"Les notes laconiques confiées ne reflètent aucunement la souffrance morale du vécu quotidien, le découragement, la culpabilité, l'enfermement, la solitude, les envies d'en finir. La maladie d'Alzheimer s'installe dans votre vie, la transforme jour après jour, vous obsède et malgré tous les efforts pour la repousser, s'empare de l'être aimé et le détruit."

"Après la séparation spirituelle vient la séparation physique, il faut se résigner à l'abandonner à des mains étrangères mais expérimentées. Cette rupture fait ressortir l'attachement à la personne aimée ; elle est ressentie comme une amputation et ravive remords, culpabilité. Ma vie est devenue vide de sens."

"Son état actuel ne me fait pas oublier ce qu'il a été. Mes visites sont régulières, il semble parfois indifférent ou heureux de ma présence, suivant son humeur. Un échange discret s'établit avec les autres malades, le personnel et quelques familles."

"Il faut apprendre à supporter cette souffrance, ce vide, à ne pas baisser les bras, à dissimuler son chagrin."

De son côté, **Madame M**. nous raconte :

Maman était infirmière, toujours tournée vers les autres, aidant les personnes âgées dans le quartier, très dévouée. A la mort de mon père, elle s'est beaucoup renfermée sur elle-même ; cela a été très difficile pour elle et il semble qu'elle ne s'en soit jamais remise.

Pour raison professionnelle, nous sommes partis plusieurs années à l'étranger et rentrions en France chaque été. Durant cette période, mon mari était suffisamment disponible pour me permettre de profiter de maman au maximum et m'occuper d'elle. Puis nous sommes revenus définitivement en Métropole et j'ai eu le bonheur de pouvoir m'installer auprès d'elle à Cannes. Mes filles étaient jeunes, deux, sept et neuf ans et je pensais qu'avec elles l'ambiance serait bénéfique pour maman.

C'était en 1991. A ce moment-là nous avons perçu les premiers symptômes... ou bien maman avait-elle peur de se réhabituer à une présence, au bonheur ? Elle avait beaucoup souffert de sa solitude et de notre séparation, même si je lui écrivais toutes les semaines et lui téléphonais régulièrement. A-t-elle voulu mettre une distance pour ne pas s'adapter de nouveau à une vie familiale ? Toujours est-il qu'elle manifestait fréquemment des comportements solitaires. Je suis restée sur la Côte jusqu'en 1993.

Puis nous sommes venus en région parisienne et la situation est devenue très difficile, avec mille kilomètres entre nous. De plus en plus souvent, je sautais dans le train pour aller en catastrophe à Cannes, voir ce qui se passait. Elle commençait à perdre ses clés, à avoir des problèmes, à appeler le concierge à une heure du matin et nous à trois heures. Elle prétendait que des choses incroyables lui arrivaient et il était délicat de démêler la part de vérité et celle de l'imagination. Nous avons connu quelques mois invivables. En plus, maman refusait de quitter Cannes pour venir chez nous.

Un jour, moi j'ai craqué. Je suis descendue, car elle était encore en perdition et je l'ai ramenée un peu de force ! Nous avons réussi à consulter un médecin généraliste qui nous a tout de suite conseillé de voir le Docteur Sylvie Legrain, gériatre, devenue Professeur depuis. C'est grâce à elle que nous avons découvert le milieu hospitalier de Villejuif.

L'annonce d'un diagnostic tombe brutalement, avec des mots qu'on ne connaît pas vraiment. Je ne me souviens plus des termes exacts. Maman avait fait un A.V.C. (accident vasculaire cérébral) et il y avait le mot "démence" dans ce diagnostic, ce mot qui perturbe et tourne dans la tête... Quelque part, on ne mesure pas exactement ce que c'est. On sait qu'il s'agit d'une perte de mémoire, mais on n'imagine pas à quel point c'est une perte d'identité. On ne peut pas imaginer à quel point c'est à la fois dur pour le malade et pour l'entourage. Une perte de mémoire, oui : "Tiens, il a oublié ses clés...". Mais on ne se rend pas compte de l'étendue de ce que cela représente, ni des conséquences qui vont inexorablement en découler. Et puis honnêtement, je ne me suis pas sentie avoir le temps de m'apitoyer, ni même de réfléchir vraiment.

Pour ma part, et cela fait partie de mon être profond, ce qu'il y a de plus important, c'est la communication.

Depuis toujours, pour moi, ce qui a trait au psychisme, au cerveau, tout ce qui peut couper la relation et l'échange, me terrifie. Voyant ma mère perdre le contrôle de ses réactions et surtout de ses raisonnements, j'étais terrorisée parce qu'il y avait des moments où je ne pouvais plus lui parler, elle était "ailleurs". Cela me paniquait. Au début, on ne nous avait pas vraiment expliqué ce qu'était la maladie d'Alzheimer.

Nous avons commencé à vivre des années difficiles et avons dû organiser nos existences. Maman habitait alternativement, quinze jours à la maison et quinze jours chez ma soeur. Cela était destabilisant pour elle comme pour nous, mais nous n'aurions pas pu tenir un mois complet. Elle avait de terribles angoisses et ne supportait plus d'être seule une minute. Il fallait une présence continuelle. Moi je jonglais avec le temps et tout ce qu'implique une vie de famille. Je ne travaillais pas, mais maman était avec moi du matin au soir et même parfois la nuit, du vingt quatre heures sur vingt quatre, somme toute. Je ne pouvais même pas aller à la salle de bains deux secondes, toute seule. Dans ses crises d'anxiété, elle voyait des gens traverser sa chambre, les volets s'ouvrir, des personnes dans le jardin.

C'était dur, d'autant plus qu'à l'époque mes filles étaient jeunes. Je devais leur donner des explications sur la maladie, leur faire comprendre que leur grand-mère, dont elles avaient été si proches, n'était pas responsable de son comportement. Les rôles étaient maintenant inversés et c'était à elles de s'en occuper. Une anecdote : maman ne se souvenait plus qu'elle venait de goûter et regardait ses petites filles en leur disant : *"Moi je n'en ai pas eu"*, *"Mais si, Grand-Mère, tu en as eu"*. *"Mais non, je t'assure"* et elle se mettait en colère. Je devais expliquer à de jeunes enfants qu'elles avaient raison, mais que je ne pouvais pas leur donner raison ! Je me sentais mal, vis à vis de ma mère comme de mes filles. L'aînée a été formidable, elle a bien sûr beaucoup mûri. Nous avons gardé un souvenir qui maintenant, après des années, nous fait sourire... Ma fille travaillait dans sa chambre, à son bureau. Ayant besoin de m'absenter, je lui dis : *"Je peux te laisser Grand-Mère, je vais faire une course ?, "Oui, oui, tu peux"*. Maman allongée sur son lit, faisait à haute voix une lecture commentée de son journal favori, Nice Matin, tandis que ma fille essayait de travailler *"Oui Grand-Mère, ça tu me l'as déjà dit ; attends, je finis mon exercice, tu m'expliqueras après"*.

A cette même période, nous venions d'acheter une vieille maison, inconfortable et dangereuse ; il n'y avait pas d'escalier ou de rambarde, mais de nombreux niveaux différents. C'était angoissant parce que je ne quittais pas maman de peur qu'elle ne tombe. Heureusement elle avait toute sa mobilité et était très agile.

La vie se présentait différemment quand maman demeurait chez ma soeur qui, elle, travaillait. Dans la journée une dame prenait le relais pour s'occuper d'elle. Nous tenions comme cela, mais ce rythme était déroutant pour tout le monde. Je peux parler aussi au nom de ma soeur : quand maman était chez nous, nous ne pouvions rien faire tant elle demandait d'attention ; quand elle n'était pas là, nous tentions de rattraper le temps perdu, sans bien y parvenir.

Déjà trois années éprouvantes sont passées, il n'y avait plus d'équilibre au niveau de ma propre cellule familiale. Je n'arrivais plus à faire de projet, ni à organiser de dîner. Pourtant je dois dire que mon mari a été exceptionnel : il a toujours été d'une grande gentillesse et très patient avec ma mère. Il n'a jamais fait de réflexion.

Il faut ajouter que nous vivions simultanément une situation semblable avec ma belle-mère, qui habitait en Irlande. Nous essayions d'aller la voir régulièrement, mais en raison de l'éloignement, le lien avec elle était bien difficile à maintenir. Je l'aimais beaucoup, nous étions très proches l'une de l'autre et ce fut terrible pour moi, lorsque du jour au lendemain, elle ne m'a plus reconnue. J'ai du alors balayer plus de vingt ans de complicité. Mon mari était un très bon fils, généreux, mais il a eu peur de la maladie de sa mère. C'était quelque chose qu'il n'arrivait pas à surmonter. Je pense que les hommes vivent ces évènements autrement et ne s'extériorisent pas de la même façon. Ils se protègent eux d'abord avant de penser à ce que peut ressentir ou vivre le malade. C'est un autre problème. Par contre, je suis certaine que pour mes filles ce fut terrible de voir les deux piliers, leurs deux grand-mères adorées, partir comme cela quelque part. On peut vraiment utiliser ce mot partir : les absences.

Vers la mi-1996, consciemment ou non, je n'ai pas gardé trace de dates dans ma mémoire, façon de ne pas insister sur le temps, la vie était devenue infernale. Nous ne dormions plus ; nous passions la nuit, mon mari et moi, à nous relayer debout et il partait travailler le matin sans avoir dormi. Nous n'en pouvions plus. Maman était devenue très nerveuse et angoissée ; un rapport de quasi violence s'installait entre nous, dû à la grande fatigue de chacun. Je perdais patience et un sentiment de culpabilité s'insinuait en moi.

Nous avons revu à ce moment-là le Docteur Legrain qui nous a proposé de faire hospitaliser maman pour établir un bilan et la stabiliser dans son traitement, notamment pour le sommeil. Dès lors, maman a commencé à faire des petits séjours à l'hôpital, ici à Paul Brousse dans un premier temps, séjour de quelques semaines. Puis elle revenait à la maison, un peu calmée. Elle avait encore quelques repères, tout en demeurant troublée par l'alternance de ses lieux d'habitation, chez ma soeur ou chez moi. Puis elle fit un court passage dans un autre hôpital parisien, où le service n'avait rien à voir avec celui de Villejuif. Lors de mes visites maman criait : *"Ne m'abandonne pas !"*. Elle est revenue rapidement à la maison.

Progressivement, son état s'est dégradé : elle perdait ses marques, devenait indocile et n'acceptait que très péniblement de l'aide. Le problème du sommeil se posait de plus en plus, elle ne dormait pas dans la journée, encore moins la nuit et allait même réveiller mes filles. De notre côté, nous n'arrivions pas à récupérer et sentions qu'elle-même s'épuisait. C'était vraiment épouvantable.

Et pourtant, je le redis, j'ai une famille admirable : mon mari et mes enfants m'ont toujours aidée et beaucoup soutenue. Entre les séjours à l'hôpital, je ne parvenais pas à me remettre, ni physiquement, ni moralement. Je devenais triste quand elle n'était pas là, je culpabilisais et vivais mal son absence. Le problème venait de moi car je n'acceptais pas cette situation et ne réussissais pas à m'en sortir.

Après en avoir longuement discuté, nous avons compris que nous ne pouvions pas continuer ainsi et est arrivé le moment où une décision s'imposait. Il était préférable de trouver une solution avant d'être dans une situation d'urgence, tout en espérant que maman aurait encore la possibilité de s'adapter à une nouvelle vie. C'est ainsi que nous avons décidé que maman resterait à Paul Brousse, en moyen séjour pour commencer.

L'installation à l'hôpital est source d'interrogations, mais dès l'arrivée nous avons été aidées, accueillies par tous, et nos questionnements ont été pris en compte. Je pense qu'ici la famille est peut-être encore plus soignée que le malade. Bien sûr la famille se soigne d'une autre manière : il s'agit du domaine de l'humain seulement et non plus du médical.

Difficile sujet que notre présence auprès de notre malade. Dans certaines familles, progressivement on ne vient plus lui rendre visite en raison de son état. Comme évoqué dans la préface : *"Cela fait mal de ne plus le voir, mais cela fait encore plus mal de voir ce qu'il est devenu"*. C'est vrai que par moment, il aurait été plus facile pour moi de rester à la maison. J'ai des souvenirs douloureux de maman s'accrochant à moi, disant : *"Ne me laisse pas, ils sont tous fous ici, tu m'abandonnes"*. C'était un déchirement. J'avais tout de même la conviction profonde que ma venue lui faisait du bien. Je pense aussi que le soutien trouvé dans l'unité nous donne la force de continuer à venir à l'hôpital. Les rencontres, les conversations que j'ai eues m'ont été précieuses. Je me suis accrochée, pensant : c'est un passage, après je le vivrai comme une expérience enrichissante.

Avec le temps qui passe, je ne viens plus de la même façon qu'au début, je ne suis plus la même et maman non plus. J'ai peine à dire, heureusement ou malheureusement. Il faut être honnête : elle a de moins en moins de lucidité ; je me dis qu'elle souffre moins, et venir m'est alors plus facile. J'arrive peut-être mieux à entrer dans son monde maintenant et nous nous rejoignons certainement quelque part. Tant que les malades ont des moments de lucidité, c'est horrible. On a l'impression qu'on leur vole leur vie, qu'à la fois on leur vole leur vie et qu'on les chasse de la nôtre, qu'on les laisse seuls avec leur désarroi. C'est vraiment insoutenable.

Il m'est arrivé, me sentant mal en moi-même, d'annuler ma visite. Je préférais ne pas voir maman plutôt qu'elle ne se rende compte de l'état intérieur dans lequel je me trouvais. Je craignais qu'elle ne le perçoive, tant sa sensibilité est demeurée vive. Actuellement, quand je viens la voir, c'est de façon positive et je suis sûre que notre rencontre sera heureuse. Maman, c'est une montagne de douceur bénéfique pour moi et il nous reste à profiter complètement de ce temps passé ensemble. Parfois, un trait d'agressivité surgit ; je sais qu'il est ponctuel et ne va pas durer, parce qu'elle n'est pas bien à cet instant.

Je pense que dans l'unité nous sommes comme une grande famille. Par les visites régulières des liens se créent avec les familles des autres patients et avec les malades eux-mêmes. Au fur et à mesure, on prend conscience de l'évolution de tous ces rapports humains. Je viens en tant qu'enfant, d'autres viennent en tant que conjoint. C'est une autre problématique, non moins difficile. Maintenant j'apprends ; c'est une expérience qu'on ne souhaite pas aux autres, mais dont on essaie de tirer un enseignement.

Je souhaite revenir sur le vécu quotidien, tel qu'il apparait dès le début de la maladie, et sur les modifications que cela entraîne pour la famille. Il s'agit bien pour le malade d'une perte progressive d'autonomie et pour l'entourage, de comprendre cette transformation. Quand elle était à la maison, maman se raccrochait à certaines tâches qu'elle savait encore faire. C'est ainsi qu'elle pouvait balayer dix fois de suite la terrasse, ne se souvenant pas qu'elle venait de le faire ! J'avais à ce moment-là des mouvements d'humeur et d'impatience. Je n'avais pas bien compris qu'elle se sécurisait elle-même, se persuadant qu'elle pouvait encore accomplir de petits travaux. En discutant avec le médecin, j'ai perçu au contraire que je devais lui donner des choses simples à faire pour l'aider à continuer d'être utile et d'exister dans la famille. Mais il est si difficile d'admettre que "sa super maman est malade". On a tellement envie de s'accrocher à l'espoir qu'elle est encore, d'une certaine façon "au-dessus de vous et qu'elle vous protège".

Au cours du temps, mes réactions vives et mon énervement m'ont culpabilisée, j'en pleurais beaucoup. Mon sentiment d'agressivité envers ma mère me faisait mal ; je m'en voulais de ne pas être assez forte pour pouvoir l'aider. C'est bien à moi que j'en voulais. A ce moment-là, on se fait l'effet d'être un monstre. Une certaine honte de soi-même... Et pourtant, on sait qu'il s'agit d'une maladie, mais on est trop meurtri pour l'accepter.

Ma soeur et moi parlions beaucoup de cela, car elle éprouvait les mêmes difficultés, les mêmes tourments. Nous nous épaulions toutes les deux, essayant de nous rassurer réciproquement, attribuant en partie nos réactions négatives à une fatigue immense.

Il faut ajouter à tout cela que ce dur et long chemin s'est confondu durant plusieurs années avec le rythme rapide de ma vie personnelle et familiale. J'avais un peu moins de quarante ans, ma vie était chargée entre mon rôle d'épouse, trois enfants jeunes, maman, ma belle-mère, une maison à rebâtir... ou presque ! Plusieurs problèmes graves à gérer en même temps. Je me sentais prise dans un engrenage et sans cesse rattrapée par le temps qui me manquait. Comment garder le calme et la sérénité si nécessaires ?

Face à la souffrance que je ressentais et que j'ai pu exprimer, j'ai apprécié le soutien moral qui m'a été apporté par l'ensemble de votre équipe. On m'a bien expliqué que mon désarroi, entraîné par des sentiments contradictoires, était couramment vécu par les familles, que mes réactions étaient, d'une certaine façon, normales. Cela m'a beaucoup aidée à parcourir ce chemin, d'autres l'avaient connu avant moi.

Devant une telle maladie, j'ai éprouvé le besoin de faire un point sur moi-même, me remémorant ma jeunesse et la vie avec mes parents, essayant de retrouver dans le passé ce qui pourrait peut-être expliquer le présent. J'avais lu des écrits sur la maladie d'Alzheimer, sur ce qui pouvait la favoriser. La vie qu'avait menée maman jusque-là ne correspondait pas aux schémas décrits. En raison de la profession de mon père, elle était très souvent seule, faisant face aux circonstances, ne baissant jamais les bras et résolvant les problèmes. Elle a été un exemple pour nous ; peut-être est-ce sa grande réussite en tant que mère, car nous avons ma soeur et moi, la même attitude, essayant de rester malgré tout positives, battantes et autonomes.

La vie avec mes parents : j'étais une adolescente difficile et rebelle. De nature indépendante, déterminée, je n'étais pas très souple, maman était sévère, il y avait beaucoup d'étincelles entre nous... Par contre elle s'entendait très bien avec ma soeur, une grande complicité existait entre elles deux. J'adorais mon père trop souvent absent et je le faisais largement payer à ma mère. A vingt ans, j'apprends que mon père est bien malade. A partir de ce jour, j'ai beaucoup changé dans mes relations avec les gens, entre autres. Etudiante à Nice et mes parents habitant Cannes, j'étais très présente, j'ai pu profiter de mon père pendant les quatre ans de sa maladie. Ma soeur était à Paris et mon frère dans la région ouest ; j'étais donc seule à soutenir ma mère. Je l'ai aidée, ne l'ai jamais délaissée et cela nous a beaucoup rapprochées ; nos rapports ont évolué. La mort de mon père fut un choc immense et pour ma part j'ai mis très longtemps à faire le deuil de ce père chéri. Je lui en ai voulu parce que j'avais l'impression qu'il m'avait abandonnée. Avec ma soeur nous avons continué à aider maman dans la solitude de son veuvage et maintenant dans le très long déroulement de sa maladie. Notre frère vivait de son côté une situation familiale extrêmement complexe, de ce fait il était moins disponible. Ressentant les choses différemment, nos relations se sont distendues.

Pour terminer, je voudrais dire que longtemps, j'ai cru que j'étais plus forte que les autres. Alors je m'en voulais de ne pouvoir apporter à maman l'aide qu'elle m'avait autrefois demandée : *"Tu ne m'abandonneras pas ?"*. Mais je suis comme les autres... Maintenant, maman ne souffre plus de la même façon, moi non plus et je pense que nous vivons ensemble des moments très forts.

Parfois quand on regarde l'unité, c'est extraordinaire. Les malades sont tous dans leur monde, ils ont une conversation entre eux. On peut voir A... et P... qui parlent et se répondent, c'est un vrai dialogue de sourds. Une sorte de communication avec un code, s'est pourtant établie entre eux comme s'ils appartenaient au même club. Infiniment touchée par ces échanges, j'aimerais pouvoir comprendre leur langage, pénétrer dans leur monde étrange et pourquoi pas y trouver une petite place...

Je voudrais rajouter qu'il y a dix ans, la maladie n'était pas aussi connue que maintenant. Je n'ai eu aucun soutien de mes amis qui ne comprenaient pas, et qui ne savaient que me conseiller de "placer" maman. Et cette période où nous avons pris la décision a été pour moi la plus difficile et douloureuse. Maintenant, une bonne partie de mes amis qui me donnaient des conseils, vivent eux-mêmes cette pénible expérience !

Même dans la rue, la réaction des gens quand maman avait un comportement anormal, était lourde de jugement, voire de peur. Récemment, j'ai remarqué le regard des autres plus compréhensif, plus humain. Et je constate que l'on croise de plus en plus de personnes atteintes de la maladie, on reconnaît certains signes, encore un peu éprouvants pour moi...

Depuis que ce témoignage nous a été remis Madame P. est décédée.

LE DEVENIR DU MALADE

"PLUS UNE PERSONNE EST VULNÉRABLE,
PLUS NOUS AVONS D'OBLIGATIONS
ET DE DEVOIRS ENVERS ELLE"

Conseil Consultatif National d'Ethique.

Soutien à la famille

Lorsque le patient est encore à domicile, l'aidant, c'est-à-dire la personne qui vit avec lui, conjoint, enfant ou autre, a l'éventuelle possibilité pour être soulagé et avoir un peu de temps libre, de le confier pour la journée à un **centre d'accueil de jour**. Intégré dans la ville, le centre va prendre le malade en charge, c'est un lieu de soins et de convivialité où l'on s'occupe également de la famille.

Les centres d'accueil de jour sont encore peu nombreux. L'Association Delta 7[14], entre autres, en a ouvert un à Paris dans le XVIIIème arrondissement : "Casa Delta 7" évoqué dans le témoignage de Madame L ; puis un autre à Villejuif en Octobre 2005 et plusieurs projets sont en cours. Le centre reçoit une vingtaine de malades par jour. Dans le but de les stimuler, des activités diverses leurs sont proposées par une équipe, menée par un directeur, contrôlée par un médecin gériatre, composée autant que possible, d'une psychomotricienne, d'une psychologue, d'un art

---

[14] Association loi de 1901 privée non confessionnelle et apolitique, 24 rue Marc Seguin, 75018 Paris.

thérapeute, d'aides-soignantes, ainsi que d'une maîtresse de maison pour gérer l'intendance.

Quelques-unes des personnes qui viennent là ne sont pas encore très atteintes par la maladie, on peut donc discuter calmement avec elles sur des sujets courants, en utilisant des mots simples et faciles. Par contre, lorsqu'il s'agit de préparer les tables de quatre pour le déjeuner, disposer les couverts devient laborieux. Il faut leur rappeler que le verre se met devant l'assiette, le couteau à droite et la fourchette à gauche. Malgré ces indications, les mêmes erreurs sont reproduites à chaque table et chaque fois les mêmes explications sont à répéter. Nous devons être armées de patience dans de telles situations, car il est quelquefois difficile de réaliser ou d'admettre que quelqu'un avec qui l'on vient de parler à peu près normalement, n'ait plus la faculté d'exécuter des gestes de la vie de tous les jours, gestes accomplis des milliers de fois au cours de l'existence. Il serait tellement plus facile pour nous d'effectuer ce travail à leur place ; mais la stimulation est prioritaire, elle est le but du centre !

> Lorsque le couvert est dressé pour le déjeuner, Monsieur U. a la fâcheuse habitude de tout déplacer, par pure fantaisie. Un jour, agacée par l'incessant désordre qu'il met, je lui dis d'un ton plutôt sec : *"Monsieur U. ça suffit, vous mettez la pagaille partout"*. Et lui de me répondre tranquillement : *"Mais je suis malade, moi !"*. Quelle pertinente réponse ! Comme il eut été préférable que je m'abstienne de ma remarque.

Un patient a un stade un peu plus avancé de la maladie passe par des moments terriblement éprouvants. Tel ce monsieur qui souhaite raconter quantité de choses, mais parle de façon incohérente la plupart du temps, va tout à coup dire le visage marqué par le désespoir : *"Ah ! les mots, les mots !"*, en se tapant les tempes avec les poings parce qu'il ne les trouvent plus, ces mots qu'il voudrait tellement prononcer. Face à un tel désarroi, manifester de la compassion par des paroles, un geste amical, un regard de tendresse, est notre meilleure réponse.

Au fil du temps avec l'évolution de la maladie, le vécu journalier devient usant pour la famille, tant le comportement du patient est déroutant et tourne à l'horreur quelquefois. Arrive le moment redouté où il devient impossible de garder le malade à la maison et où l'entrée en institution s'impose. Qu'il soit conjoint ou enfant, la décision pour l'aidant est terriblement difficile à prendre, c'est une véritable déchirure.

L'entrée en institution, l'accueil

L'entrée en institution (institution dans ce contexte signifie : établissement d'accueil plus ou moins médicalisé) est toujours une épreuve, un drame : pour le malade qui doit quitter son univers habituel, et pour son entourage qui culpabilise tellement de ne plus pouvoir assumer cet être cher. Ayant le sentiment de l'abandonner, la famille se pose mille questions : Le service est-il bien ? Saura-t-on s'occuper convenablement de son malade et le comprendre ? Aura-t-il tout ce qu'il lui faut, ce qu'il apprécie, ce dont il a l'habitude ? L'aidant a tant de recommandations à faire qu'il a souvent un grand besoin de parler. Notre écoute attentive le tranquillisera peut-être.

Pour le nouvel arrivant, l'accueil dans le service est très important. Les soignants s'en occupent avec beaucoup d'attention et les bénévoles sont vigilants dès le premier contact pour essayer de créer une relation aussi chaleureuse que possible. Le malade qui se trouve brusquement dans des lieux inconnus, se sent perdu. Malgré les apparences il est sensible à l'environnement. Redoutant les critiques il choisit souvent de se réfugier dans le silence et l'inertie. Il s'isole volontiers, préférant rester prostré dans sa chambre, qu'il ne veut pas quitter. De même il n'ose pas s'exprimer craignant d'être incohérent dans ses paroles ou maladroit dans ses gestes. Il est inquiet ou agacé par le comportement bizarre d'autres malades. Il passe par une période d'adaptation éprouvante. Il doit faire le deuil de sa vie antérieure qu'il ne retrouvera peut-être jamais... !

> A son arrivée dans l'unité, Mademoiselle B., nouvelle patiente, accompagnée par son frère qui n'avait pas pu rester, s'inquiétait de tout. Elle voulait garder avec elle ses papiers, son argent, son chéquier, alors que depuis le matin les soignants lui expliquaient qu'il valait mieux les mettre dans le coffre de la surveillante, au même étage. Non sans mal, l'après-midi, avec beaucoup de patience j'ai réussi à lui faire comprendre que les soignants avaient raison de lui conseiller de mettre en lieu sûr ses différents biens. Elle a fini par accepter. Ce premier jour, elle était tellement perdue dans l'unité que je lui en ai fait faire le tour à plusieurs

reprises pour lui montrer l'essentiel, c'est-à-dire sa chambre, la salle à manger et le poste de soins, jusqu'à ce qu'elle se sente un peu rassurée.

Pour la famille, la relation avec l'équipe médicale est primordiale. C'est elle qui, dorénavant, a la charge de son malade et le soigne. C'est elle qui peut donner les précisions sur le traitement et son efficacité, sur l'évolution de la maladie ; dire quels sont les espoirs, mais aussi les préoccupations.

Le contact entre les bénévoles et la famille a également son importance, d'une manière différente. Nous sommes extérieures à l'institution et ne venons qu'une fois par semaine. Notre lien avec le malade est donc tout autre et la perception que nous en avons intéresse ses proches. Notre disponibilité nous permet, peut-être, de mieux comprendre certaines de ses réactions ou de ses ressentis, exprimés à sa façon. Nous avons du temps pour écouter la famille lorsqu'elle a un grand besoin de parler, de dire sa souffrance, de pleurer quelquefois. Les conversations se déroulent dans un climat de grande confiance. Il est bon d'entendre une épouse ou un mari, exprimer qui était son conjoint, autrefois en bonne santé. De même lorsqu'un fils ou une fille raconte avec émotion ce qu'était sa relation avec son père ou sa mère, si perturbé à présent, cela est éclairant pour nos échanges avec leur malade. Pour les proches, c'est sans doute un moment d'apaisement grâce aux souvenirs évoqués.

Nous sommes souvent témoins de la grande tristesse manifestée par une famille devant l'obligation de faire hospitaliser un des siens. Il y a toujours une culpabilité sous-jacente. Avec tact, nous essayons de faire comprendre que l'essentiel est d'être allé jusqu'au bout de ce qu'il était possible de faire et que vient le moment où il faut passer le relais. Combien cette acceptation est douloureuse.

Parfois, une famille nous fait part de son étonnement devant notre présence dans cette unité spécialisée Alzheimer, alors que nous n'avons jamais été confrontées à la maladie. Touchée par notre choix d'accompagnement, elle apprécie de pouvoir échanger avec nous, se raconter, nous faire des confidences personnelles. En général, les familles éprouvent de la reconnaissance pour notre démarche et notre capacité à approcher leur malade. Elles nous le disent avec une grande gentillesse.

L'Unité Alzheimer

Lorsqu'on arrive pour la première fois, on peut être surpris de voir sur le palier d'accueil, des personnes âgées assises dans les fauteuils qui sont à leur disposition. Les unes somnolent, ou restent les bras croisés, plongées dans leurs pensées ; d'autres ont l'oeil en éveil, ou bien tiennent un magazine en main. Il y a aussi celles qui discutent entre elles, dans leur langage spécifique et insaisissable la plupart du temps. Malgré tout, ces personnes échangent sur un ton tout à fait normal et semblent très bien se comprendre. Mystère de la communication !

Pour certains visiteurs, cette vision est dérangeante, pour ne pas dire plus ; il est courant de croire, comme cela nous a déjà été dit, que ces malades seraient beaucoup mieux dans leur chambre. Erreur ! Si ces personnes y étaient, elles seraient dans une grande solitude et privées de stimulation, alors qu'étant installées dans un lieu de passage, elles sont dans la vie. Il y a de l'animation, de l'agitation quelquefois, les allées et venues du personnel qui, en passant, ne manque pas de dire bonjour, bonsoir ou un petit mot à l'une ou à l'autre, demandant des nouvelles, complimentant sur un vêtement, une coiffure, s'intéressant au magazine parcouru. Ceci sans jamais oublier d'appeler la personne par son nom de famille pour toujours lui rappeler son identité ; seuls les soignants qui connaissent le malade depuis longtemps, peuvent se permettre éventuellement de l'appeler par son prénom. Les appellations plus familières du style "papie, mamie, mémé" sont réservées aux familles.

D'autres malades sont allés dans leur chambre faire une petite sieste ou recevoir une visite, à moins qu'ils ne préfèrent rester dans la salle à manger.

L'Unité Alzheimer où nous intervenons peut accueillir vingt-deux patients, qui sont à différents stades de la maladie. La moyenne est de 70 à 80% de femmes et de 20 à 30% d'hommes.

Les uns sont venus pour un bilan d'une durée de deux ou trois semaines. Avec un tel malade il est encore possible d'échanger ; cependant il sait qu'il a un gros problème de mémoire et ne comprend pas très bien ce qui lui arrive. Il est inquiet, se demandant pourquoi il est là. Certains racontent un peu de leur vécu mais ne se souviennent pas de points importants de leur vie, ou ne veulent pas les évoquer. Une dame a expliqué, en montrant un petit carnet, qu'elle notait toutes les dates dont elle se rappelait, ainsi que les noms ou les événements essentiels de son existence, *"par peur d'oublier encore plus"*.

D'autres sont là pour un "répit familial" afin de permettre au conjoint ou aux enfants de faire une pause pour souffler un peu. D'autres encore, ne pouvant plus rester à domicile, viennent pour quelque temps, en attendant une place dans un établissement médicalisé, approprié à leur état. Ces patients ne maîtrisant plus vraiment leur pensée, leur approche demande prudence et douceur, quelques mots attentionnés peuvent les réconforter et les rassurer.

Enfin, il y a les malades qui sont en "long séjour", ce qui signifie qu'ils resteront dans l'unité jusqu'à la fin de leur vie. Quelques uns sont là depuis plusieurs années en raison de la lente évolution de leur maladie, ou lorsqu'un traitement adapté a pu apporter une longue rémission.

> Ce fut le cas pour un patient que j'ai accompagné pendant six ans : peu après mon arrivée dans l'unité, Monsieur R. a raconté qu'au début de sa maladie, ayant des pertes de mémoire, la confusion régnait dans sa tête, tout était embrouillé, il ne s'y retrouvait plus et perdait pied ; c'était très dur. Mais un traitement lui avait fait du bien, expliqua-t-il, ce qui était exact. Néanmoins, il se rendait compte qu'il ne savait plus compter et m'a demandé de l'aider à faire des opérations. Pendant des semaines je lui ai fait faire des additions à deux chiffres d'abord, à trois chiffres ensuite ; il a pu faire quelques soustractions avec

difficulté, les multiplications étaient trop compliquées et les divisions impossibles. J'avais un cahier exclusif pour lui. Lorsqu'il n'a plus été capable d'effectuer des opérations, je lui ai fait rédiger des phrases courtes et simples. La maladie avançant, il s'est mis à écrire de plus en plus petit, puis des mots qui ne correspondaient pas à ce qu'il disait avoir écrit ; à la fin les mots étaient les uns sur les autres, ce n'était plus lisible, je n'ai plus continué. A son décès, j'ai remis le cahier à son amie qui en a été très touchée.

Par beau temps, j'emmenais Monsieur R. faire des promenades dans les jardins de l'hôpital. Un jour il exprima le désir de sortir dans Villejuif pour voir les boutiques et l'autorisation lui en fut donnée par le médecin. C'est ainsi que nous sommes allés à Monoprix, où il souhaitait acheter des rasoirs jetables et des piles pour son transistor. En y entrant, il s'est exclamé : *"Oh ! ça sent bon le magasin"*, il était si content. Mais, comme il était complètement perdu dans les rayons et ne voyait pas ce qu'il cherchait, j'ai dû le guider. Il m'avait confié son porte-monnaie, que je lui ai rendu à la caisse pour qu'il paye lui-même, ce qui a été très difficile. Heureusement, il y avait peu de monde au moment où nous sommes venus, et grâce à la gentillesse et la patience de la caissière, il a pu, non sans mal, effectuer le paiement de ses achats.

Monsieur R. avait un violon d'Ingres : le bandonéon, sorte d'accordéon, qu'il avait toujours pratiqué en dehors de sa vie professionnelle. Il animait des bals populaires dans les villages ou petites villes d'Auvergne, son pays natal, et aimait évoquer ces soirées dont il gardait un merveilleux souvenir. Le bandonéon était dans son placard. Consciente de la confiance qu'il m'accordait, je lui ai demandé un jour de jouer un ou deux morceaux pour moi, ce qu'il a fait. Ce fût un événement, car il refusait catégoriquement de jouer en public et en dehors de sa chambre. C'est ainsi que pendant des semaines j'ai été gratifiée d'un petit concert "privé", si j'ose dire. Monsieur R. retrouvait peu à peu les notes grâce aux partitions apportées par son amie. Il m'arrivait de fredonner en même temps qu'il jouait, les airs que je connaissais. Il appréciait ces moments qui lui rappelaient le bon vieux temps de sa jeunesse. Puis la mémoire et les réflexes commencèrent à faire sérieusement défaut. Il ne trouvait plus les bonnes touches du clavier, s'est découragé et a renoncé. Je n'ai pas insisté.

Monsieur R. avait travaillé toute sa vie à la S.N.C.F., dont il parlait volontiers, décrivant "l'esprit maison" qui régnait si fortement à l'époque. Souvent d'anciens collègues venaient lui rendre visite et ils passaient de longs moments à se remémorer des souvenirs communs. Quelques-uns sont venus le voir même lorsque ses propos sont devenus obscurs. Cette fidélité lui a été témoignée jusqu'au bout : le jour de sa levée de corps, tous ses copains de la S.N.C.F. étaient là...

Cet exemple montre bien que la relation avec un malade Alzheimer, en "long séjour", évolue au fur et à mesure de la maladie et que le moment vient où l'échange se révèle difficile, voire impossible. Le contact se transforme peu à peu ; nous entrons dans le domaine de l'inconnu, ce qui n'empêche pas le patient de conserver encore longtemps une vive perception et une extrême sensibilité. Mais, si avec le temps nous avons réussi à gagner sa confiance, notre simple présence peut encore contribuer à lui apporter un peu de réconfort.

Le malade est en collectivité

Le patient a quitté son domicile, son chez lui. Il a perdu sa liberté, son indépendance et se trouve à présent à l'hôpital, en collectivité. Il doit donc s'adapter à un nouveau rythme de vie, avec des impératifs d'horaires, de soins, de repas. Ces changements imposés par les circonstances sont éprouvants à accepter. Pour l'aider et apporter un peu de gaîté dans cette nouvelle existence, si faire se peut, diverses animations lui sont offertes. Elles ont lieu dans la salle à manger, principal espace de vie des malades.

"Donner de la vie aux années et non des années à la vie". dit aussi Jacques Salomé.

C'est ce que nous essayons de faire en proposant des activités ludiques aux malades, selon leur capacité, pour les stimuler et leur redonner du plaisir dans la mesure du possible, en prenant soin de ne mettre personne en situation d'échec.

Dans certains cas, ce sont des **jeux de société simples**, que les patients ont pratiqués autrefois : dominos, jeu de dames, loto, petits chevaux ou encore jeux de mariage, de famille ou d'association d'idées. Le jeu est un moyen de communication universel entre gens qui ne se connaissent pas, ou qui ne parlent pas la même langue, il est d'un usage facile. Lorsque nous arrivons à faire jouer trois ou quatre personnes ensemble, c'est une joie pour celle qui a gagné. Cette joie se transmet parfois à celles qui sont venues s'asseoir autour de la table, pour regarder ce qui se passe, même si leurs capacités cérébrales ne leur permettent plus de suivre ou de comprendre.

L'écoute d'une **cassette ou d'un disque de chansons anciennes** est souvent un vrai moment de convivialité. Il est toujours étonnant de constater à cette occasion que des patients, totalement silencieux d'habitude, se mettent non seulement à fredonner l'air, mais surtout retrouvent les paroles de la mélodie entendue. Des visages sont gagnés par le sourire ; certains malades chantent, se répondant d'une table à l'autre. Le temps semble tout à coup aboli : bien des souvenirs sont revenus et un passé lointain surgit subitement pour le bonheur de beaucoup.

Le même moment de charme peut se produire grâce à **la télévision** : nous en avons vécu une illustration flagrante le 25 Août 2004. Dans la salle à manger, ce jour-là, le poste de T.V. était allumé, comme c'est souvent le cas. L'émission était consacrée à la commémoration du 60ème anniversaire de la Libération de Paris : les images d'archives défilaient, le commentateur était vibrant d'émotion et un fond sonore retransmettait les chansons de l'époque.

C'était l'heure du goûter que nous partagions avec quelques malades. Il a fallu très peu de temps pour que la table s'anime, particulièrement Madame B. : par la vivacité de ses propos, elle parvenait à stimuler elle-même les autres patients, les souvenirs se bousculaient. Toute la période de la guerre resurgissait : l'occupation, les restrictions, la vie à la ville et à la campagne durant ces longues années, les maris ou les pères prisonniers. Et puis la fin du cauchemar.

Le plus surprenant dans tout cela, c'est que le ton général n'était pas triste en dépit du sujet. Très curieusement les paroles et la musique des chansons paraissaient à la fois focaliser les souvenirs mais aussi adoucir ces temps difficiles... déjà loin.

Par ailleurs, une expérience prometteuse vient de se dérouler dans le service ; seuls trois ou quatre des patients de l'unité ont pu y participer. **L'atelier "Coins des bons souvenirs"** cherche à faire naître des discussions entre une quinzaine de personnes âgées de l'ensemble du service, à travers les émotions suscitées par des souvenirs. Certains thèmes sont prévus par un animateur spécialisé, d'autres sont choisis par des malades : le pays ou la région d'origine, l'école, la cuisine familiale et les recettes de terroir, l'été et les vacances, les fêtes de Noël et de Pâques... Bien sûr, la participation varie selon chacun. Certains malades restent assez fermés, beaucoup se prêtent volontiers à l'exercice. Mais l'essentiel est que ces patients, appuyés sur des souvenirs ravivés, s'expriment et surtout parlent entre eux. Nous avons constaté avec plaisir combien cette animation dirigée permettait le développement des échanges d'une séance à l'autre. Ayant participé à plusieurs de ces rencontres, nous avons pu nous rendre compte des bienfaits de cette stimulation. De notre côté, nous essayerons de mettre en pratique la méthode employée.

Il y a aussi les **promenades** dans les jardins de l'hôpital lorsqu'il fait assez beau pour sortir et selon l'état ou l'autonomie des patients. Ces jardins assez grands, ont des pelouses bien vertes, de beaux et vieux arbres et sont très joliment fleuris. Cela nous permet d'évoquer avec certains malades les souvenirs de leur propres jardins ou ceux de leur enfance. On essaie aussi de leur faire identifier les fleurs, ce qui n'est pas toujours évident. Une patiente, fille d'horticulteur née à Antibes, avait un grand plaisir à venir voir les roses, son visage s'éclairait à leur vue, elle était toute heureuse, s'exclamant : *"Ah Antibes ! Antibes !"*, la suite de ses paroles était incompréhensible.

Une autre activité est importante pour ceux dont la mobilité devient difficile : monter et descendre les escaliers. Pour ce genre de sport (!) il est nécessaire de les aider, de les encourager. Cela prend beaucoup de temps et demande de la patience, mais lorsque le malade constate qu'il fait des progrès, l'exercice devient presque un jeu.

Lorsque nous suggérons une distraction, nous nous heurtons quelquefois à des refus catégoriques :

"Je ne veux pas, merci."
"Je suis trop fatiguée, aujourd'hui."
"Je ne sais pas jouer à ces jeux, je ne les connais pas."

ou bien plus étrangement :

"Non, je n'ai pas le temps, j'ai du travail à faire."
"Je ne peux pas, je dois rentrer chez moi, les enfants m'attendent."
"Il faut que j'aille chercher les enfants à l'école, je suis pressée."

Cela indique la préoccupation de l'instant, chez la patiente. Nous essayons, alors, de la rejoindre dans le lieu où elle croit se trouver, sans la brusquer bien sûr, ni la contrarier. Accepter son comportement de repli relève simplement du respect de l'autre.

La notion du temps n'existe plus pour ces malades. L'une d'entre elles, lorsqu'on lui disait au revoir répondait : *"Merci, j'ai passé une bonne après-midi, avec vous"*, alors qu'on n'avait pu lui consacrer qu'un petit quart d'heure. Néanmoins, chez certaines, la notion de durée peut encore subsister. Madame R. est très capable de nous faire remarquer qu'il y a longtemps qu'elle n'a pas vu l'une ou l'autre de nous deux, lorsque nous prenons quelques vacances !

La **présence d'enfants** est très appréciée par les personnes âgées même lorsqu'elles sont confuses. Le journal Le Monde, daté du 25 Janvier 2001, a publié un article fort intéressant sur la création d'une crèche dans une maison de retraite, qui donne des résultats très satisfaisants pour tout le monde. Cet essai semble vouloir être poursuivi ailleurs, selon la presse.

Une trop brève expérience de ce genre a été faite dans le service, il y a quelques années, avec les enfants de l'école de Villejuif. Ils venaient une fois par mois à l'hôpital faire, avec quelques malades âgés, des activités : peinture, pâte à sel, fabrication de poupées ou marionnettes. Au moment de Noël, il avait été convenu que pour une fois, ce serait les personnes âgées qui iraient à l'école, ce qui fut fait. L'originalité de cet événement, due à une astucieuse idée de la surveillante du service, a été de déguiser en Père Noël un patient qui ne se déplaçait qu'en fauteuil roulant. C'est ainsi qu'emmené en minicar, un petit groupe de malades est arrivé à l'école, le Père Noël dans son fauteuil roulant, descendant le premier. Quelle ne fut pas la joie des enfants en voyant ce Père Noël ! Jamais, ils n'avaient imaginé qu'il puisse être ainsi !

Les enfants avaient préparé des poèmes, des chansons, un petit spectacle et un bon goûter. L'après-midi se passa dans une ambiance gaie et chaleureuse, tout le monde était ravi. Deux petites filles s'étaient prises de sympathie pour une toute petite dame adorable, qui parlait beaucoup dans un langage très confus et incompréhensible. Elles n'avaient pas envie de la quitter lorsque nous sommes partis, elles l'ont accompagnée jusqu'au minicar. La surveillante leur a même proposé de les emmener pour s'occuper de cette malade tant elles semblaient s'y être attachées. C'était touchant !

Malheureusement, ces échanges avec l'école n'ont pas pu se poursuivre en raison du manque de personnel à l'hôpital. Comme il serait néanmoins souhaitable que les relations entre enfants et personnes âgées se développent. Elles seraient bénéfiques pour les anciens et permettraient aux jeunes d'apprendre à mieux les connaître, les respecter et les aimer !

Avec le temps, les patients s'adaptent progressivement à la **vie collective**. C'est un vrai plaisir de découvrir qu'en dehors de l'équipe soignante, du milieu familial et de nous-mêmes, toute une vie de relation existe entre eux. Des signes d'amitié ou d'affection se manifestent, des affinités se dessinent, brisant pour un instant la solitude et renouant un lien social.

Nous voyons de temps en temps, déambuler lentement dans les couloirs deux malades se tenant par la main ; ce simple contact les rassure et permet visiblement un moment de bien-être partagé. Si nous revenons sur ce comportement déjà décrit, c'est qu'il nous parait tout à fait étonnant de voir ce que cette scène peut suggérer à une autre malade.

> C'est ce que m'a exprimé un jour Madame D., alors que nous étions assises toutes les deux dans des fauteuils, au bout du couloir : *"Vous voyez ces deux dames, là-bas, elles déambulent, mais après tout elles ne font de mal à personne, elles ont l'air bien ensemble. Eh bien, pour tout vous dire, leur déambulation m'apaise. Je les vois, mais elles ne gênent pas ma pensée".*
> Les mots étaient précis, le ton était juste. Madame D., il est vrai, est encore capable de passer au-dessus de la tristesse d'une situation pour se retrouver elle-même.

Les repas constituent des repères essentiels de la vie collective, même s'ils ne sont plus des moments de convivialité. L'attribution des places à table est l'objet d'une attention particulière de la part du personnel infirmier, qui tient compte au mieux des sympathies naturelles. La place dévolue à chacun semble avoir de l'importance : le malade apprécie de retrouver toujours au même endroit, la même personne en face de lui. C'est une référence qu'il est capable de mémoriser. Deux exemples à ce sujet : pour des raisons médicales,

Madame M. a quitté l'unité pendant une semaine. A son retour, au moment du repas, elle s'est installée à sa place habituelle et en était visiblement heureuse. Pour sa part, Monsieur V. fait régulièrement de courts séjours de répit dans l'unité. Quelques mois se passent facilement entre deux hospitalisations. Lorsqu'il revient, il reprend automatiquement la place qu'il occupait précédemment, à table. A défaut de reconnaître les visages, Monsieur V. se rappelle encore la disposition de la salle à manger.

Ce qui demeure pour nous le plus étonnant est leur mode personnel de communication. Nous-mêmes éprouvons la plus grande difficulté à faire partager un temps de conversation entre plusieurs patients, essayant pour cela de trouver un point d'ancrage commun dans leur passé.

D'une manière générale, la fragilisation de leur mémoire est un réel obstacle au dialogue. C'est pourquoi nous sommes frappées par la réussite de l'atelier du "Coins des bons souvenirs". A l'opposé, ils sont capables, entre eux de véritables échanges, dans un étrange langage. Nous comprenons fort bien le témoignage de Madame M. : son étonnement et son envie de partager de tels moments avec eux.

Sortie, retour, changements

Il est admis que : *"Plus on avance dans la vie, plus on devient casanier"*. Un déplacement, aussi séduisant soit-il, demande souvent un effort, même si le plaisir est grand. Bien que satisfait d'un dépaysement, on est content de rentrer chez soi. Ceci concerne la vie normale de tout un chacun. Que dire lorsqu'il s'agit d'effectuer des va et vient entre la famille et le milieu hospitalier ? Les repères changent, les émotions se bousculent : où se situer ?

Pour une personne confuse chaque changement est profondément perturbateur. Lorsqu'après un séjour de plusieurs semaines dans l'unité, un malade sort pour revenir en famille, il éprouve de la joie bien sûr. Mais il est fréquent qu'une certaine appréhension le gagne à l'idée de revivre dans l'environnement auquel il avait dû renoncer quelque temps auparavant. Ses pertes de mémoire, dont il a plus ou moins conscience, lui font craindre cette réadaptation et peuvent le laisser désemparé.

Il n'est pas rare que l'état de santé d'un malade implique une nouvelle hospitalisation. Celle-ci est peut-être moins éprouvante que la précédente puisqu'il retourne dans la même unité. Il y a déjà vécu, semble reconnaître certains soignants qui se sont particulièrement occupés de lui. Il se peut même qu'il retrouve des patients dont il a gardé le souvenir. Il est possible que cela facilite sa réadaptation.

Lorsqu'il doit partir de l'hôpital pour une autre institution, le patient ressent une grande inquiétude devant ce changement, et de l'angoisse à l'idée de quitter ces lieux qu'il connaît. Aller dans un établissement différent lui fait peur, même si on le lui a fait visiter. D'ailleurs s'en souvient-il ? Il n'aura plus les mêmes soignants et devra s'adapter à de nouveaux visages. Il va être séparé des malades avec lesquels il avait noué des relations privilégiées et auxquels il s'était attaché. Comment seront ceux dont il va faire connaissance ? A présent il part dans l'inconnu sans repères. Ce départ le perturbe profondément et la tristesse l'envahit.

Dans ces moments complexes, toute l'équipe se mobilise alors, pour encourager le malade à ne voir que le côté positif de cette modification de son existence.

La fin de vie

Lorsque la fin de vie approche, l'ensemble de l'équipe est très présente auprès du mourant et de sa famille. Chacun ressent une profonde émotion devant l'imminence de cette séparation définitive, cruelle épreuve bien qu'on la sache inéluctable.

Les soignants apportent à celui ou celle qui s'en va, tous les soins de confort avec un maximum de disponibilité. Pour la famille, ils ont de délicates attentions, car ils partagent avec elle l'intense gravité de l'évènement. Pendant des mois, des années quelquefois, ils ont consacré beaucoup de temps et d'énergie à ce patient. Un lien affectif s'est créé et voilà que ce malade auquel ils se sont attachés les quittent. Que c'est dur à vivre ! En souffrance, l'équipe doit alors faire son deuil. Or les soignants peuvent être mal à l'aise face à la mort. Ont-ils toujours reçu les formations nécessaires pour aborder le décès de leurs patients aussi sereinement que possible ? Pourtant l'article XI de la Charte des Droits et Libertés de la personne âgée dépendante, élaborée par le Ministère de l'Emploi et de la Solidarité en 1999, le stipule :

<u>Article XI</u> Respect de la fin de vie.
Soins et assistance doivent être procurés à la personne âgée en fin de vie et à sa famille. [...]
Que la mort ait lieu au domicile, à l'hôpital ou en institution, le personnel doit être formé aux aspects techniques et relationnels de l'accompagnement des personnes âgées et de leur famille avant et après le décès.

Après une longue et éprouvante agonie, même lorsqu'il s'agit d'un des siens, on peut ressentir parfois un certain soulagement au moment du décès, sentiment très humain qui n'a rien de choquant : savoir que l'autre ne souffre plus, que son calvaire est terminé, peut être une preuve d'amour et adoucir une grande peine.

Nous, bénévoles, sommes là également pour entourer la famille. Parfois, il est préférable de rester discrètement dans l'ombre. Néanmoins, il peut arriver aussi que notre présence, même silencieuse, ou qu'un simple geste expriment notre compassion mieux que des paroles et soient appréciés. Nos mots peuvent également réconforter ou permettre le dénouement d'une situation tendue.

> J'étais un jour auprès de Madame C., très âgée, parvenue au terme de sa vie, elle faisait des pauses respiratoires. En raison de tensions, son fils unique ne venait plus la voir. Prévenu de son état il devait arriver incessamment ainsi que sa femme. Celle-ci est entrée dans la chambre la première, nous avons pu parler tranquillement. Un peu plus tard, ce fut le tour du fils. Debout au pied du lit de sa mère, il était bouleversé de la voir dans cet état. Connaissant leur origine

méridionale, je me suis permise de lui suggérer de parler en patois à sa mère, ce qu'il a fait. A l'étonnement de chacun, Madame C. a répondu en patois à son fils. Que se sont-ils dit ? Mystère... L'important est qu'ils se soient parlés et peut-être même réconciliés. Le lendemain, Madame C. allait mieux et finalement s'est éteinte en douceur une dizaine de jours plus tard.

Les familles et amis qui viennent régulièrement voir un des leurs finissent avec le temps, par connaître les autres patients et leurs proches. Confrontées aux mêmes préoccupations, aux mêmes interrogations, aux mêmes difficultés, ces familles échangent entre elles. Endurant les mêmes épreuves, des liens chaleureux se tissent, leur permettant de se soutenir mutuellement. A l'approche de la fin de vie d'un patient, elles sont très présentes et compatissantes dans ces moments douloureux vécus par l'une d'entre elles. Parfois des relations perdurent même après la disparition du malade, à propos duquel elles pourront évoquer des souvenirs.

Deux parcours :
un même engagement

Françoise

Dégagée de toute activité professionnelle, le relais étant familialement passé auprès de grands enfants devenus adultes, et me sentant encore en bonne forme, il m'a semblé aller de soi d'envisager de maintenir dans ma vie un lien et un lieu de sens et de partage. Avoir le souci de seconder les autres avec le sentiment de pouvoir y contribuer, c'est poser un acte gratuit face à une société dans laquelle presque tout est objet de commerce ou se mesure à l'aune de l'efficacité.

Cette étape de la vie permet d'essayer de faire coïncider les besoins immenses en solidarité humaine, sous toutes ses formes, et la grande disponibilité de temps qui se trouve à ce moment-là libéré. J'ai personnellement considéré cette nouvelle situation comme un véritable luxe et un espace du possible pour l'autre, pour les autres, qu'il me fallait vivre intensément.

J'avais connu, quelques trente ans auparavant, des expériences d'aide auprès de jeunes aveugles, et des grands handicapés moteurs de l'hôpital de Garches. Je garde un souvenir ému et bien vif des sourires et de la joie de vivre de ces aveugles lors de nos longues séances de lecture récréative, comme de la ténacité et du courage de ces adolescents, immobilisés en poumon d'acier, auprès desquels je tenais la place de répétitrice. En pareil cas, on vient simplement apporter un soutien ; puis on repart le coeur brûlant du témoignage d'une réelle leçon de vie dispensée avec la plus grande discrétion. Il est bien banal, mais si vrai, de dire qu'il n'y a pas de mesure commune entre ce que l'on donne et ce que l'on reçoit.

Ce que je viens d'énoncer, disponibilité de temps, nécessité d'entraide et expériences personnelles heureuses, m'a de toute évidence déterminée à reprendre un engagement de bénévole au moment de la retraite.

Assez bousculée par la lecture de différents ouvrages sur les Unités de Soins Palliatifs, ainsi que par des témoignages très forts exprimés lors de conférences sur ce sujet, je pensais m'engager dans ce type d'accompagnement. Or, dans les mêmes moments, j'ai vécu le décès de deux parents très âgés. Ces deuils étant récents, le docteur Renée Sebag-Lanoë, chef du service de Gérontologie et Soins Palliatifs à l'hôpital Paul Brousse de Villejuif, m'a demandé, lors de notre entretien, de ne pas envisager un bénévolat en soins palliatifs durant une période d'une année environ. Par contre, elle m'a longuement exprimé le manque flagrant de présence auprès des personnes âgées et a formulé le souhait d'avoir un bénévole par jour dans chacune des quatre unités de soins de son service.

Elle m'a donc proposé d'entreprendre un accompagnement en gérontologie, dans l'Unité des malades Alzheimer. Cette maladie m'était inconnue. J'avais bien eu l'occasion de côtoyer, hors de ma famille, une personne dite "désorientée". Mais un mystère, ou une discrétion peut-être légitime, planait pour moi autour du contenu du mot "Alzheimer". Je n'éprouvais donc pas de réticence particulière à l'égard de cette affection lorsque ce bénévolat m'a été recommandé.

Néanmoins, une question s'est clairement posée à moi : dans lequel des deux accompagnements me serait-il le plus facile de tenir le coup ? Auprès de malades atteints de pathologies graves, ou auprès de personnes âgées arrivées à la fin de leur vie ? En effet, étant encore en bonne santé, de même que mon entourage, je pensais n'avoir aucune raison personnelle de me projeter dans un patient relevant de soins palliatifs. Par contre à 65 ans, il me semblait plus probable, dans un service de gérontologie, d'être confrontée et renvoyée à mon propre vieillissement.

Mais ne voulant pas différer d'une année ma décision, toute acquise aux convictions et à l'argumentation du docteur Sebag-Lanoë, je me suis lancée dans cette aventure. Maintenant, au terme de six ans dans l'Unité Alzheimer, je peux affirmer combien ce choix conseillé au départ s'est révélé juste et fécond.

C'est bien intentionnellement que j'ai utilisé le mot aventure. Cet engagement ne peut être abordé sans un temps de préparation, car il ne s'agit pas de rencontre ordinaire et la seule générosité est loin de suffire. Il faut déjà intégrer le monde hospitalier, lieu de convergence de tant d'incertitudes et de détresses humaines ; cela m'a demandé un travail intérieur certain. Il demeure aussi bien naturel d'appréhender la souffrance de l'autre, et il faut parfois du courage pour frapper à la porte d'une chambre.

Clarifier les raisons de son désir me semble judicieux. Avant d'intégrer l'unité, j'ai été successivement reçue par la coordinatrice des bénévoles du service et par une psychologue extérieure. Ces entretiens m'ont permis de comprendre quel était le sens profond de cette forme de présence auprès des malades. De plus, lorsque la responsable des bénévoles m'a recommandé de suivre une session spécifique à l'accompagnement, je me suis sentie confortée et sécurisée dans ma démarche. Il s'agissait là d'une formation assez générale qui m'a cependant permis de m'adapter à ce que j'allais découvrir et vivre dans l'unité.

Mes débuts dans ce bénévolat ont été synonymes d'un temps de réflexion supposant un approfondissement de ce qui, pour moi, constitue en partie l'essentiel de la vie. Je pense souhaitable en pareille situation de mettre en jeu sa propre maturité vis à vis de l'existence. A ce niveau-là, des expériences antérieures auprès d'aveugles ou d'handicapés moteurs apparaissent bien utiles, dans la mesure où l'on parvient à s'enrichir soi-même de son propre vécu. D'autres bénévoles plus jeunes apportent aux patients leur fraîcheur, leur dynamisme et l'ardeur de leur vie en pleine activité. De cette façon, les malades bénéficient de présences naturellement diversifiées.

Mes échanges avec les malades m'ont suggéré l'analyse suivante :

Ce que je souhaite partager

Apporter un peu plus de vie auprès des patients et être celle qui est là, tout exprès pour chacun d'eux. Essayer de les rejoindre dans la brume ou la fugitive clarté de leur esprit. Faire naître un sourire sur un visage anxieux. Tenir une main dans la mienne, amicalement, sans être gênée par le silence. Permettre un moment durant lequel un malade parvient à se décharger d'un événement douloureux. Evoquer avec un autre un souvenir heureux ou l'apaisante impression du travail accompli.

Par tous ces petits riens pourtant si forts, très souvent éphémères, tenter de rompre une solitude, de créer un lien, d'approcher une peine. Vivre ensemble cet instant, au mieux, tout en sachant que la souffrance conserve toujours une grande part de mystère. Partager cela dans un climat de grand respect de cet autre qui n'est plus tout à fait ce qu'il fut. Et en toutes circonstances, conserver présent à l'esprit que je demeure celle qui se souvient de cet échange, face à l'autre qui ne s'en rappellera presque pas ou pas du tout.

Ce qu'ils m'ont fait découvrir

Une certaine unification intérieure grâce à cette démarche de compagnonnage avec des patients si divers. Cela peut paraître paradoxal. En effet, la maladie d'Alzheimer prenant la couleur de la personnalité de chacun, chaque malade est singulier ; de ce fait, ma relation revêt autant de visages que de personnes accompagnées. Cette diversité de rencontres me conduit à rechercher le fil conducteur de ce cheminement, ce qui entraîne naturellement une impression d'équilibre.

La nécessité de trouver ailleurs des points de ressourcement pour m'aider à approfondir la valeur de la rencontre avec ce malade, devenu parfois si difficile à aborder et à comprendre.

L'intérêt d'une attitude de vigilance et de juste questionnement. Comme cela a pu ressortir de ce qui a été décrit précédemment, cette présence multiforme, demandée par cet accompagnement, suppose une attention soutenue. J'espère que cette exigence rejaillit sur le quotidien de ma vie en me sensibilisant à une plus grande ouverture et une meilleure écoute des autres. De plus, éprouvant le besoin de faire parfois le point sur ce que je vis, je découvre combien cette disposition à une juste remise en cause se révèle précieuse en maintes autres circonstances de l'existence.

J'espère rester longtemps émerveillée par ce que les patients peuvent provoquer en m'accordant leur confiance, du fond même de leur apparente pauvreté. Je souhaite continuer à être enseignée par ces malades et j'apprécie, à son infinie valeur, le mot murmuré un jour par Madame M. pourtant bien souffrante : *"J'aurais dû vous connaître plus tôt !"*

Qui est redevable à l'autre ?

Marie-Hélène

Etre bénévole auprès d'êtres humains est pour moi une démarche personnelle spontanée, un élan du coeur, un désir d'aller vers les autres, d'être utile à autrui. C'est un rôle social, un engagement, ô combien tonique !, mais ce n'est en aucun cas un sacerdoce ou une Bonne Action. C'est la relation, l'échange avec un autre qui sont importants pour moi ; ils impliquent un investissement intense, mais tellement fort. Dans certains cas, cela peut être aussi une rencontre exceptionnelle avec quelqu'un, relation souvent éphémère, mais cela a-t-il de l'importance ? Son mérite n'est-il pas d'avoir été ! Dans la vie, on ne sait jamais ce que l'on donne, cela ne se mesure pas et c'est bien ainsi, en revanche on sait ce que l'on reçoit.

Il m'a donc semblé normal de mettre un peu de mon temps libre à disposition des autres et d'offrir un peu de moi-même.

C'est ainsi qu'il y a une trentaine d'années je décidais de faire du bénévolat. Par hasard, (au fait, le hasard existe-il ? mais ceci est un autre sujet !...) j'ai commencé auprès de jeunes handicapés mentaux, trisomiques ou psychotiques. L'Association des Parents d'Enfants Inadaptés de la Boucle de la Seine, reconnue d'utilité publique, venait de créer un "Club des Loisirs" le samedi après-midi pour soulager les parents, et proposer aux handicapés des activités diverses : promenades, spectacles, cinéma, jeux... Il fallait donc des accompagnateurs.

Avec ces jeunes handicapés qui ne parlent pas pour certains, si difficilement ou de façon incompréhensible pour d'autres, j'ai découvert la relation "sans mots" qui est authentique et forte. Malgré tout, que d'échanges chaleureux possibles ! J'ai une infinie reconnaissance envers tous ces jeunes pour tout ce qu'ils m'ont appris et envers leurs parents auxquels je dois tant. Quelle admiration j'éprouve pour ces couples qui ont assumé, assument et assumeront toujours la douloureuse épreuve d'avoir un enfant "pas comme les autres". Quel choc à la naissance, que de difficultés à surmonter ! Leur acceptation, malgré leur souffrance, est admirable ! Comme ils savent relativiser sur tout !

A mon arrivée dans l'association, j'ai été infiniment sensible à leur accueil si spontané, leur bienveillance, leur gentillesse et leur gaîté. Et pourtant, les récits de certains vécus sont inimaginables, vécus qui les ont obligés à effectuer d'incroyables "parcours du combattant". Que de leçons pour moi ! Quelques-uns de ces parents sont devenus de véritables amis.

Au bout d'une quinzaine d'années, j'ai éprouvé le besoin de changer de bénévolat. Le temps et les événements surtout, m'avaient fait évoluer. La retraite était là, j'avais donc une disponibilité plus grande.

Le hasard (encore lui !) m'avait fait découvrir les premiers livres d'Elizabeth Kubler-Ross[15], médecin auprès des mourants aux Etats-Unis. C'était le début des soins palliatifs en France, on commençait à en parler.

---

[15] "Les derniers instants de la vie". Labor et Fides ; "La mort". Editions Québec/Amérique.

J'ai donc, à ce stade de mon cheminement, souhaité faire de l'accompagnement de fin de vie.

Après les entretiens, les formations obligatoires et indispensables, je suis arrivée par l'intermédiaire de l'Association pour le développement des Soins Palliatifs (A.S.P.), à l'hôpital Paul Brousse de Villejuif, dans l'Unité de Soins Palliatifs (U.S.P.). Dans ce service de dix lits, j'ai appris une relation différente auprès des grands malades de tous âges atteints des pathologies les plus diverses, qui les conduiront au terme de leur vie.

Le rôle du bénévole est principalement axé sur l'écoute du malade avec un maximum de chaleur humaine. La présence peut être silencieuse et riche cependant. Que peut-on dire à quelqu'un qui vit des moments dont on ne peut mesurer l'intensité, car c'est lui, cet autre qui va mourir ?

Mais nous avons aussi un rôle à jouer auprès des familles avec lesquelles des relations vraies peuvent se créer quelquefois, même si elles sont de courte durée. En grande souffrance, la famille a souvent besoin de compassion, de réconfort, d'être écoutée sans jugement ni conseil. Apprendre à être là tout simplement, c'est ce que j'ai fait pendant cinq ans.

Ce temps m'a aidée à poursuivre mon évolution, et mes réflexions m'ont dirigée vers un autre genre d'accompagnement. Des bénévoles de l'Unité de Soins Palliatifs, qui oeuvraient également dans le Service de Gérontologie depuis plusieurs années, m'ont parlé de l'importance d'une présence auprès des malades âgés et m'ont suggéré de venir rejoindre la petite équipe dont ils avaient été les pionniers et qu'ils devaient quitter dans les mois suivants.

Je n'avais jamais envisagé de m'occuper de personnes âgées, elles ne m'attiraient pas. Ayant eu plusieurs obligations difficiles et contraignantes auprès de vieilles dames de mon entourage, je ne souhaitais pas les réitérer. Néanmoins, entendant parler des grands besoins en gérontologie où les bénévoles, comme les soignants d'ailleurs, sont trop peu nombreux et pourtant si utiles, j'ai réfléchi...

Après bien des hésitations, je me suis décidée et pendant deux ans environ je suis allée dans les deux services. Puis j'ai dû faire un choix :

Soins Palliatifs ou Gérontologie ?

En U.S.P. il y a des équipes médicales, soignants compris, importantes et complètes, avec de nombreux bénévoles. Les soins palliatifs sont plus médiatiques et ont une meilleure image dans le public. Ils sont plus gratifiants que la gérontologie, dont les services ont la triste réputation, héritée des temps anciens, d'être sinistres et mal entretenus. De plus, *"les vieux, c'est sale et ça sent mauvais"* entend-on dire communément. Tout cela est souvent inexact, même s'il existe encore des mouroirs dans certaines régions.

La grande vieillesse est la représentation de ce qui nous attend tous un jour. Elle fait peur, alors on préfère ne pas la voir, ni en parler ; et lorsqu'il s'agit de quelqu'un qui a perdu ses facultés intellectuelles, on s'en éloigne le plus possible tant cela dérange.

Un nouveau temps de réflexion m'a été nécessaire. Puis désirant être logique avec mes convictions face au dilemme qui se présentait à moi, ma conscience m'a fait choisir la gérontologie, service si souvent rejeté ; décision prise de grand coeur. Etant donné mon expérience avec les handicapés mentaux, qui s'expriment avec tant de difficultés, il m'a semblé que je pourrais avoir une meilleure approche des malades Alzheimer. J'ai donc demandé à intégrer cette unité spécifique où je viens depuis plus de dix ans. Accompagner des personnes âgées atteintes de la maladie d'Alzheimer peut durer longtemps, très longtemps, plusieurs années souvent.

Les enseignements que je tire de ces différents accompagnements sont non seulement positifs, mais ils m'ont permis d'effectuer mon parcours de la façon la plus profitable qui soit. Je tiens donc à exprimer ma sincère gratitude et ma reconnaissance à toutes ces personnes que j'ai rencontrées, atteintes au plus profond de leur être parce qu'handicapées, malades, âgées et souvent confuses, pour tout ce qu'elles m'ont appris, pour les leçons d'humilité et de sagesse qu'elles m'ont données.

Mes remerciements s'adressent aussi aux médecins ainsi qu'à l'équipe soignante, pour leur décision et leur acceptation d'intégrer les bénévoles dans l'unité ainsi que pour la confiance qu'ils nous accordent.

Je suis impressionnée par la résignation des anciens dont la grande vieillesse est éprouvante, souvent douloureuse, et par la sérénité de la plupart d'entre eux face à leur longue fin de vie. Exprimant un jour mon admiration pour son acceptation à l'une des malades Alzheimer, avec laquelle il était très possible d'avoir des discussions philosophiques, alors qu'elle ne se souvenait jamais de ce qu'elle avait fait ou dit l'instant d'avant, elle me répondit :

"**Que voulez-vous que je fasse ?**
Il faut bien que j'accepte, je n'ai pas le choix,
et je ne vais quand même pas en faire
une déprime, non !"

BÉNÉVOLES D'ACCOMPAGNEMENT DANS L'UNITÉ

"LE BÉNÉVOLAT EST UNE ACTION QUI NE COMPORTE PAS DE RÉTRIBUTION FINANCIÈRE, QUI EST DE L'ORDRE DU DON ET QUI S'EXERCE SANS CONTRAINTE NI SANCTION SUR CELUI QUI NE L'ACCOMPLIRAIT PAS. LE BÉNÉVOLAT EST AUSSI UNE RELATION D'AIDE À AUTRUI, C'EST UN SERVICE AU PROCHAIN, À LA COMMUNAUTÉ"

Dan Ferrand-Bechmann, sociologue[16]

Chacun a ses raisons personnelles pour désirer faire de l'accompagnement. Rosette Poletti, infirmière, psychothérapeute et pédagogue, l'a précisé lors d'une conférence donnée à Genève, en Octobre 2002 : *"Il faut tout d'abord se poser la question fondamentale : pourquoi est-ce que je désire faire du bénévolat ? Les bonnes questions à se poser sont :*

Est-ce pour moi, pour m'occuper ?

Est-ce pour servir et mettre en pratique des valeurs qui me sont chères ?

Est-ce pour donner du sens à ma vie ?

Est-ce pour créer un monde plus humain ?

Il n'y a pas de mauvaises raisons ; l'essentiel est d'être lucide et non pas "divisé" dans son désir".

Ce questionnement est nécessaire et permet de se décider en toute connaissance de cause, avec la plus petite marge d'erreur possible.

---

[16] "Bénévolat et Solidarité", Syros/Alternatives 1992.

Association de bénévoles, formations

On n'intervient pas dans un établissement hospitalier de sa propre initiative. On y est introduit par le biais d'une association qui se porte d'une certaine façon garante du sérieux du bénévolat d'accompagnement.

Une convention doit être signée entre l'association et l'institution. La loi du 9 Juin 1999, visant à garantir le droit aux soins palliatifs, en stipule les modalités. Cet accord, dont la signature prend un certain temps, implique entre autre, une préparation de l'équipe soignante afin qu'elle accepte l'intégration de non professionnels. En effet, les soignants peuvent s'inquiéter de voir arriver des personnes non qualifiées qui risquent de perturber leur activité technique ou de vouloir s'en mêler. Des explications claires et précises sur l'intérêt de la présence de bénévoles et de leur rôle de complémentarité, non de substitution, doivent leur être données. Chantal Catant apporte des informations détaillées à ce sujet dans une revue de l'Association J.A.L.M.A.L.V.[17] (Jusqu'à La Mort Accompagner La Vie).

L'association fait respecter sa charte ainsi que celle de l'établissement, et souscrit une assurance responsabilité civile pour couvrir l'activité des bénévoles.

Elle se charge de faire la sélection des futurs accompagnants, qui sont la plupart du temps des femmes, à vrai dire. Le postulant passe plusieurs

---

[17] Revue N° 66, Septembre 2001, chapitre : *"Le rôle des associations dans la mise en place et le suivi du bénévolat d'accompagnement"*.

entretiens : d'abord avec la coordinatrice des bénévoles pour donner ses motivations, puis avec un psychiatre ou un psychologue qui l'évalue selon sa personnalité et son parcours. Il existe des critères de sélection, avec des motifs de refus tels qu'un deuil récent, une maladie grave en cours, un tempérament pathologique ou à tendance prosélyte.

Ensuite, des journées de formation initiale sont proposées aux bénévoles pour expliquer leur rôle exact, ce qu'ils peuvent faire et ne doivent pas faire. Selon les cas et les associations, il y a un ou plusieurs intervenants ; parfois des bénévoles déjà expérimentés font part de leur pratique.

Lorsque tout est déterminé : le choix de l'établissement et l'unité dans laquelle est affecté le bénévole, il reste à faciliter au mieux son intégration progressive dans l'équipe. Pour ce faire, le nouveau fonctionne "en binôme" avec un ancien durant plusieurs semaines, en l'accompagnant au long de ses rencontres. Cela se fait dans la clarté, avec le maximum d'amitié et de délicatesse à l'égard des malades, des familles, mais aussi du personnel soignant auquel il est présenté. C'est un parrainage éclairant et bien rassurant pour le débutant. Puis vient le jour où il se trouve lâché, conforté par l'enseignement reçu, et il se lance... !

Par la suite, une formation continue et des conférences sont également conseillées. Elles sont très utiles et permettent de se maintenir à niveau, de rencontrer d'autres bénévoles avec qui échanger afin d'éviter de tomber dans la routine si négative pour les malades. Certains séminaires traitent de sujets très spécifiques : l'**écoute** et le **toucher relationnel** principalement. Ils sont particulièrement recommandés à ceux qui s'engagent auprès des malades Alzheimer. Simultanément, un soutien psychologique est assuré auprès des bénévoles.

A l'évidence, ce bénévolat ne peut pas être exercé en amateur. Il suppose du temps, de la régularité, mais demande également de faire appel au bon sens. Il s'agit d'un véritable contrat moral, autant vis à vis des malades que de l'établissement. C'est pour cette raison d'ailleurs que certaines associations de bénévoles d'accompagnement font signer un engagement écrit.

Intégration dans l'équipe médicale

Compte tenu de la façon dont s'effectue le recrutement du bénévole et le suivi de son activité, il est manifeste que cet "accompagnant" est considéré comme faisant partie de l'équipe pluridisciplinaire. Cette ouverture du monde hospitalier à des non- soignants prouve la confiance qui nous est accordée.

Chaque semaine, nous venons dans l'unité pour une après-midi d'environ quatre à cinq heures. Tout à fait intégrées dans l'équipe soignante et comme elle, tenues au secret médical, nous n'agissons pas en solitaire ni de notre propre initiative, mais travaillons avec les soignants qui, eux, sont présents tous les jours. Un climat de confiance s'établit, permettant de développer un bénévolat sérieux, exercé en cohérence et en complémentarité, chacun essayant de transmettre aux autres ce qui peut aider au confort physique et/ou moral du patient. Ayant une position détachée de toute connotation médicale, notre rôle n'est pas de prendre la place des soignants, qui portent la blouse blanche, ont le savoir-faire, la technique ; pratiquant les soins, ils touchent le corps du patient, ce qui crée une intimité soignant/soigné. Il ne nous appartient, en aucun cas, de nous mêler du médical, décider de relever quelqu'un qui est tombé, emmener une personne aux toilettes, donner à boire ou à manger. Ces gestes, apparemment anodins, deviennent des gestes médicaux. Ils ne peuvent se faire que sur la demande des soignants ou avec leur accord.

Formations de l'hôpital

Dans le cadre de l'hôpital, les conférences ou réunions proposées au personnel soignant, auxquelles nous sommes conviées, constituent une aide et un lieu de confrontation. Ainsi nous avons participé à des sessions sur : "La maladie d'Alzheimer", "L'accompagnement des personnes âgées", "La douleur des hommes et des femmes âgés" et "Le problème de la maltraitance". Il va de soi que nous n'assimilons pas la totalité de l'enseignement dispensé, mais nous pouvons tout de même glaner des informations bien précieuses pour notre accompagnement.

A l'intérieur de l'unité, il nous est possible de prendre part à des réunions avec l'équipe soignante. Il est évident qu'une discrétion totale s'impose pour nous sur le plan éthique. Grâce aux explications données par le médecin, les infirmières et les aide-soignantes, nous comprenons mieux le comportement à adopter avec chaque patient. De même, le fait de disposer de renseignements précis sur l'histoire personnelle d'un malade facilite une meilleure approche et le décryptage d'une communication verbale devenue très délicate. Plus simplement, une information succincte nous permet de commettre un minimum d'erreurs sur le plan personnel, psychologique et relationnel.

Il nous semble honnête de faire comprendre que persévérer, dans ce type d'accompagnement, nécessite un soutien psychologique. Il arrive, en effet, que nous soyons troublées par ce que nous voyons ou vivons dans l'unité. Pour nous aider dans ce questionnement personnel, des groupes de parole avec un psychologue sont régulièrement organisés. Il nous est loisible, alors, de déposer ce qui est lourd pour nous, de partager des expériences difficiles, de demander conseil et de prendre un peu de recul par rapport à ce que nous ressentons. Le climat d'accueil et d'écoute dans lequel se déroulent les échanges contribue à nous donner confiance, nous permettant de garder force et équilibre. Les groupes de parole sont normalement animés par un psychologue extérieur à l'institution, ce qui permet d'assurer une véritable écoute neutre, les malades et l'équipe soignante lui étant inconnus.

Soignants et bénévoles

Pour les soignants d'une façon générale, la prise en charge des patients atteints de la maladie d'Alzheimer n'est pas évidente, elle est même éprouvante. Ainsi dans "La Lettre"[18] de l'Espace Ethique de l'AP-HP (Assistance Publique-Hôpitaux de Paris), consacrée à la

---

[18] *"La Lettre" Hors série*, N°1, Hiver Printemps 2000, p. 19.

maladie d'Alzheimer, Claude Ngunuu, cadre infirmier au centre hospitalier de Lagny/Marne La Vallée, écrit :

> [...] *"Les soignants s'engagent à dénoncer ce qu'il en est de la qualité des soins offerts aujourd'hui aux malades affectés par l'Alzheimer.*
> *Les soignants ont peur, eux aussi, de la maladie d'Alzheimer car ils n'ont pas reçu de formation spécifique. Ils ne sont ni informés ni préparés pour aborder la maladie d'Alzheimer. Ils côtoient à l'hôpital le malade et son aidant lors des crises d'agitation et en situation d'épuisement des familles. Les sentiments d'échec, de désespoir ou de culpabilité des aidants ne peuvent être pris en charge, puisque, dans l'urgence, les soignants s'affairent autour du patient".[...]*

De plus les soignants sont en trop petit nombre pour pouvoir s'occuper de tous ces patients comme il conviendrait. Le surcroît de travail qui leur incombe ne leur permet pas de consacrer un temps suffisant à chaque malade pour assurer les soins, la présence, l'écoute et l'assistance. Ils le déplorent vivement, d'autant que ces patients ont de plus en plus de mal à effectuer les gestes courants : s'habiller, se déplacer (en fauteuil roulant pour certains), se repérer dans les services, retrouver leur chambre, sans parler de ceux qui ayant tendance à vouloir fuguer, nécessitent une constante surveillance. A tout cela il faut ajouter les malades qu'on doit faire manger, beaucoup étant dans l'incapacité de le faire par eux-mêmes. Or, il est bien connu que les personnes âgées ont souvent des difficultés pour avaler, leur déglutition étant très lente ; malgré tout, les soignants sont obligés de faire vite, trop vite à leur gré, pour pouvoir s'occuper, comme ils le souhaiteraient, de tous ceux qui nécessitent une aide particulière.

Quel contraste entre la réalité et la Charte des Droits et Libertés de la personne âgée dépendante, précédemment citée, dont voici quelques nouveaux extraits :

<u>Article X</u> **Qualification des intervenants.**
Les soins que requiert une personne âgée dépendante doivent être dispensés par des intervenants formés, en nombre suffisant.

Une formation spécifique en gérontologie doit être dispensée à tous ceux qui ont une activité professionnelle qui concerne les personnes âgées. Cette formation doit être initiale et continue [...]

<u>Article XIV</u> **L'information, meilleur moyen de lutte contre l'exclusion**
[...] L'ensemble de la population doit être informé des difficultés qu'éprouvent les personnes âgées dépendantes. [...]

Il semble que cette charte ne soit pas vraiment respectée. Pourquoi ? On sait que les soins médicaux ont un coût ; cette charte ne serait-elle donc qu'une utopie ?

La tâche des soignants de gériatrie, dans les conditions de travail actuel, est dure, ingrate, fatigante. Ils font un travail admirable, il faut le dire, il faut le leur dire, les soutenir et les écouter si nécessaire. Nous sommes là aussi pour eux.

Par contre nous bénévoles, avons la disponibilité, à la fois pour répondre aux besoins immédiats de l'unité, mais aussi pour rejoindre les patients dans leurs préoccupations du moment. Lorsque nous arrivons dans le service, nous ignorons comment vont s'organiser nos activités ; nous nous adaptons à la situation en tenant compte des informations données par l'équipe médicale. Nous savons très bien qu'il n'est pas possible de voir tous les patients dans l'après-midi : certains dorment à peu près tout le temps, d'autres ont de la visite, ou bien notre présence prolongée s'est avérée nécessaire auprès d'un malade.

Arrivant un jour dans l'unité, deux soignantes viennent aussitôt vers moi avec une malade, me demandant : *"Peux-tu t'occuper de Madame B. ? Elle est très agitée, très énervée depuis ce matin, on n'en peut plus"* ! Bien sûr, je vais vers cette dame que je connaissais depuis longtemps. Avec précaution, je la prends par l'épaule, la tenant près de moi, et de mon autre main, je prends sa main à elle ; je l'écoute calmement, tranquillement, me tenir un long discours à peu près incompréhensible. Quelle est sa préoccupation du moment ? Quelle est son angoisse ? La gardant toujours contre moi, marchant avec elle à tout petits pas dans le couloir, sans nous presser, lui parlant d'une voix douce pour essayer de la rassurer, peu à peu j'ai senti qu'elle se calmait, son corps se détendait, son regard se faisait moins anxieux. J'ai ainsi passé avec elle 1/2 heure, 3/4 d'heure ou plus, je ne sais, cela n'avait pas d'importance, seul le résultat comptait.

Au fil des semaines et des mois, des rapports d'estime réciproque se sont instaurés avec les équipes soignantes, permettant de partager petites joies, difficultés ou peines. Nous ressentons une satisfaction certaine à être prises en compte dans ce travail partagé lors de nos jours de présence. Nous apprécions que le monde médical nous permette, d'une certaine façon, d'être incorporées dans le monde hospitalier, pour le plus grand bénéfice des malades, nous l'espérons.

Bien sûr, à nous de rester toujours attentives à comprendre quelle est notre juste place et notre rôle auprès de tous, soignants, malades et familles. Cela nous semble nécessaire pour que le bénévolat d'accompagnement soit non seulement souhaité, mais largement encouragé.

Conclusion

Reprenons l'idée majeure du premier chapitre sur l'Accompagnement. Le face à face entre la présence du bénévole et la détresse du malade Alzheimer, exprimée de tant de manières, pose à nouveau cette question fondamentale : pourquoi éprouver de l'appréhension, une envie de recul devant un être si vrai, si naturel ?

Avant d'aller plus loin, il convient d'admettre les profondes modifications survenues dans notre société au cours des dernières décennies, et les conséquences qui en découlent pour nos contemporains. L'éclatement familial actuel entraîne nécessairement un certain isolement des plus anciens parmi nous. Il est très rare que trois générations vivent sous le même toit ; et il s'éloigne le temps où la personne âgée, même déraisonnable, avait encore un rôle à jouer si modeste fut-il, dans une famille élargie. Les événements de l'été 2003 ont montré, si besoin en était, à quel point le corps social français était fragile quant au vieillissement de sa population.

A ce sujet, Hassen M. Fodha, Directeur du Centre d'information des Nations Unies à Paris[19], rappelle que : *"L'accroissement régulier du groupe des personnes âgées aussi bien en chiffre absolu que par rapport à la population d'âge actif, aura des répercussions directes*

---

[19] "Grandir et vieillir : le parcours de vie", *Fondation Nationale de Gérontologie*. 2003.

sur les relations au sein des familles, sur l'équité entre les générations, sur les modes de vie et sur la solidarité familiale qui constituent le fondement de toute société".

Devant notre monde en mutation, il se révèle effectivement de plus en plus indispensable de compenser les ruptures de solidarité au quotidien et de réinventer des modes et des lieux de vie. Bien avant d'éprouver de la compassion, il semble relever d'un simple devoir humain et social d'accompagner ces anciens qui nous précèdent, en les aidant à vivre le plus pleinement possible jusqu'au bout.

Notre société actuelle développe une certaine culture de la beauté et de la jeunesse. Bien sûr la jeunesse attire, c'est tout à fait normal. Elle représente l'avenir, la richesse et les forces vives de la nation. Nous nous devons d'être partie prenante de son dynamisme et des problèmes qu'elle doit résoudre.

Néanmoins on constate que cette même société, dans son ensemble, ne se préoccupe guère des "vieux" comme il est dit de nos jours. Certes il font partie du passé, leur longévité coûte cher, leur étrangeté dérange. Mais de là à les rejeter, les exclure...

Le docteur B. Burucoa du C.H.U. de Bordeaux, s'inquiète[20] : *"La gériatrie et le grand âge ont paru les oubliés de la Loi du 9 Juin 1999,* (qui concerne les soins palliatifs). *Et pourtant, l'avenir des soins palliatifs sera inéluctablement la gériatrie, par le vieillissement de la population et la "marée montante" des états démentiels. Dans quels lieux nos vieillards vont-ils achever leur*

---

[20] Revue "Palliatif", N° 22, Automne Hiver 2003.

existence et ce verbe ne fait-il pas frémir ? Des dispositifs sociosanitaires sont-ils prévus de façon anticipée, par exemple en termes de personnel soignant ?".

Nos pays riches et industrialisés ont-ils perdu le sens de l'humain ? La sagesse et le bon sens nous conduisent à considérer que chaque génération a sa raison d'être, représentant un maillon nécessaire et indispensable à l'équilibre de la chaîne de la vie. Il en découle que seule une vision globale de la société est porteuse de fruit. Malgré tout, on remarque que l'individualisme l'emporte : *"Chacun pour soi dans ce désert d'égoïsme qu'on appelle la vie !"*, disait déjà Stendhal au début du XIXème siècle.

Face à ces débats de société, les médias évoquent quelquefois les questions de fin de vie, des émissions télévisées ont pour thème la maladie d'Alzheimer sur laquelle les chercheurs se penchent de plus en plus. Mais rarement est traité le problème posé par l'entrée et le séjour en institution des personnes âgées dépendantes, qu'elles soient malades Alzheimer ou non. Nombre d'associations de bénévoles d'accompagnement ont vu le jour, et se sont préoccupées en priorité des soins palliatifs pour lesquels la France était très en retard. Elles se penchent à présent sur le dramatique problème des personnes âgées.

En ce qui concerne l'accompagnement des malades Alzheimer, nous n'en sommes encore qu'aux prémices. Et pourtant, mettre en lien ces malades qui ne disposent plus que de temps et ces accompagnants qui ont du temps à donner, c'est permettre des rencontres d'amitié, d'affection, quelquefois de tendresse qui font pour un moment échec à la solitude, et comblent l'espace d'un instant une attente que nous nous autorisons à dire partagée. *"Un homme seul n'est rien. Un homme, c'est un réseau, un réseau de relation [...]. L'homme, c'est une relation avec les autres hommes"*, disait Max Gallo, le 23-02-2005, lors de l'émission de télévision "Faut-il avoir peur de la Maladie d'Alzheimer ?".

Bien des écrits de qualité, intéressants, réalistes, souvent poignants ont été publiés par des spécialistes : médecins gériatres, psychologues, sociologues, cadres infirmiers, infirmières. Tous nous aident à connaître les grands malades âgés et leur capacité de vie. Si nous avons osé prendre la plume, c'est parce que notre accompagnement se situe en dehors de toute connotation professionnelle.

Lorsque nous approchons les malades Alzheimer, nous ne pouvons pas dire que la peur ne nous gagne jamais. Cette maladie entraîne des comportements si perturbants....., tout ce qui touche à la lucidité impressionne ! Mais ne vivant que quelques heures par semaine avec ces patients, il nous est plus facile, à nous bénévoles, de surmonter notre appréhension.

Pour être tout à fait sincères : c'est la maladie qui nous fait peur, mais pas le malade dont la souffrance, le dépouillement et la sensibilité nous incitent à aller vers lui. Nous entrons alors dans une relation de clair-obscur très souvent attachante.

Nous pouvons durer dans cette expérience d'accompagnement parce que le temps joue pour tous. Pour les malades que nous apprenons à connaître et qui nous reconnaissent ; parce que chacune de nos après-midis de présence auprès d'eux a son propre visage. Il y a des moments difficiles, des moments de saturation face à leur destructuration, mais aussi des instants privilégiés. Au fil des mois et des années notre peur diminue : elle aussi s'apprivoise.

Notre démarche initiale était certainement fondée sur un souhait de générosité. Mais à force de suivre ces êtres souffrants, tout au long de leur longue fin de vie, c'est eux qui nous font un cadeau. Bien que trop souvent marginalisés, ils nous invitent sans en avoir conscience, à intérioriser le désir d'une plus grande proximité de coeur avec eux. Cela crée en nous le besoin d'une certaine fidélité à leur égard, comme envers leur famille. Les raisons pour lesquelles nous continuons cet accompagnement sont plus fortes, et surtout plus chargées de sens qu'elles ne l'étaient au départ.

« Le coeur n'a pas de rides »

Madame de Sévigné, *Correspondance à Madame de Grignan*

INTERVIEW DE MICHEL

*Extrait de la Revue Contact N° 68 Hiver 2003/4
avec l'aimable autorisation
de l'Association France Alzheimer*

Contact : *Michel, il y a un an, vous appreniez que vous aviez la maladie d'Alzheimer, comment avez-vous vécu ce diagnostic ?*

Michel : Cela a été un choc, un électrochoc même, ça a été dur. Mais j'avais besoin qu'on me tienne le langage de vérité. J'ai décidé de me battre. J'ai regardé attentivement les gens autour de moi parce qu'on n'est pas vraiment habitué à le faire. Je me suis dit : "T'as 65 ans, il y a des gens qui n'ont pas vécu jusqu'à cet âge-là, en fait tu as déjà de la chance !" J'ai voulu prendre ça comme une fatalité, le destin, un destin que ce médecin qui m'annonçait sans mentir la nature du mal me permettait de maîtriser mieux que je ne l'aurais fait, si on ne m'avait rien dit. Je tenais à ce langage de la vérité, car quelque part, je peux prévoir l'avenir, pas pour moi, mais pour les autres, ceux que j'aime. Je ne m'endette pas. Je n'ai pas envie de laisser des dettes à ma femme ou à mes enfants. Je ne fais pas d'achat à long terme et j'ai fait récemment une donation à mes enfants pour leur éviter des soucis ultérieurs. Ils n'auront rien à payer pour ma succession. Cela me permet de préparer l'avenir à court et moyen termes puisque je ne peux pas parler de long terme. Je pense davantage aux autres. Je me dis que j'ai fait le nécessaire pour qu'il n'y ait pas trop de problèmes.

Je rencontre pas mal de gens qui ont des problèmes de mémoire, des signes bizarres, des gens assez jeunes parfois. Cela me fait peur. Je leur ai dit de se faire évaluer. Par peur du diagnostic, ils n'y vont pas.

La maladie d'Alzheimer, en fait les gens en ont entendu parler, ça leur fait un peu peur, mais ils ne savent pas vraiment ce que c'est. Même moi d'ailleurs, avant que cela ne me touche, avant que je ne me documente, je ne savais pas trop ce que c'était.

Contact : *Votre mère est atteinte de la maladie d'Alzheimer, est-ce que le fait d'être vous aussi touché a changé votre vision d'elle ?*

Michel : Ma mère et avant elle, ma tante. Oui, ça a changé plein de choses. Même si on vous dit le nom de la maladie, lorsque cela touche un proche, en fait on ne cerne pas bien la maladie. Avant, je pensais qu'elle faisait exprès de faire des trucs bizarres, d'oublier, qu'elle faisait des caprices. Je lui en faisais des reproches. Aujourd'hui, je me dis qu'elle est malade, qu'elle n'y est pour rien, que c'est la maladie. Qu'elle est malade, qu'il faut la respecter, l'aider quand on peut et l'aimer. Ma mère ne sait rien, elle ne sait pas qu'elle a la maladie. Mais le regard des autres est terrible, terriblement destructeur, un mélange de pitié, de compassion...

Contact : *Comment vivez-vous avec la maladie aujourd'hui ?*

Michel : Au début j'y pensais tout le temps, maintenant je n'y pense pas. J'ai décidé de l'évacuer. Je dirais que je ne suis pas plus déprimé qu'avant. Je ne vous dis pas que cela me fait plaisir, mais j'essaye de vivre doublement. Il faut en profiter. Chaque jour comme celui-là est un cadeau. Je peux parler encore avec vous, rencontrer des gens intéressants, faire des choses qui me plaisent. Il y a trois ou quatre jours, j'étais dans ma maison en Corrèze et il y avait du soleil. J'ai planté des arbres. Ce n'est pas moi qui en profiterai, mais ça me fait plaisir de penser que mes enfants et mes petits-enfants en profiteront.

Contact : *Comment a réagi votre entourage ?*

Michel : Je n'ai rien dit à mes enfants. Ils sont trop sensibles. Je veux qu'ils gardent l'image aussi longtemps que possible de celui que j'ai toujours été. Si je développe la maladie, que cela se voit, je le leur dirai. Pourquoi annoncer une catastrophe à quelqu'un avant qu'elle n'ait lieu, que cela ne soit visible. Pourquoi faire partager sa douleur aux autres ? C'est méchant, c'est gratuit.

Contact : *Et votre femme ?*

Michel : Oui ma femme sait. Mais je ne veux pas en parler avec elle. Avec vous je suis très libre pour en parler, pas avec mon entourage, car je leur ferais du mal.

Avec ma femme, c'est tabou. A quoi ça servirait d'en parler ?

Contact : *Cela pourrait vous faire du bien de vous confier.*

Michel : C'est égoïste ça, de se soulager en angoissant l'autre. Et puis je suis un introverti, un solitaire. J'ai toujours été comme ça. Je suis autonome et tant que c'est possible je ne veux pas être dépendant. Y'en a qui veulent être cocoonés, moi ce n'est pas mon cas. Lorsque je vous dis que j'ai évacué la maladie, que je n'y pense pas, c'est vraiment ça à la maison, la maladie ne doit pas y rentrer tant que c'est possible.

Contact : *Comment voyez-vous l'avenir ?*

Michel : L'avenir c'est l'espoir ! J'ai une foi incroyable en la science. Quand je vois des gens qui vont toucher les mains des stars, des idoles, je me dis qu'ils ne savent pas où sont les dieux. Il faudrait ériger des statues pour ceux qui ont fait des découvertes médicales et scientifiques importantes. Je veux faire confiance aux chercheurs. Ce sont des types admirables. Je vous l'ai dit un jour "la recherche c'est mon joker pour l'avenir !".

Contact : *Qu'est-ce que vous auriez envie de dire à ceux à qui on vient d'annoncer la maladie ?*

Michel : Tenter de l'oublier, tant que faire se peut. Je le dis d'autant plus qu'elle est à ses débuts, qu'elle ne se voit pas trop. Il faut se battre. Se battre contre elle, c'est la mépriser, l'ignorer et exaucer tous ses rêves maintenant.

Contact : *Et à leur entourage ?*

Michel : Respecter le malade, c'est parler de tout sauf de sa maladie, c'est rigoler avec lui. Ne pas l'étouffer, ne pas le materner quand il ne le demande pas. Vivre comme avant, oublier qu'on est à la lisière... Qu'il soit présent quand on en aura besoin, mais pas omniprésent avant. Pour l'instant j'assume... Mais si un jour je n'assume plus, alors j'aurai besoin qu'il soit à mes côtés, comme moi je serai présent s'ils avaient des graves problèmes de santé.

Je demande aussi à mon entourage et à tous les entourages de ne pas ignorer leur limites, de ne pas s'épuiser, de ne pas se culpabiliser s'ils découvrent leurs limites. Je ne voudrais pas qu'ils souffrent autant que moi. Une souffrance suffit.

Aujourd'hui, en ce moment je veux vivre intensément aux côtés de ceux que j'aime, en oubliant la maladie.

Remerciements

Nous tenons à remercier l'ensemble de l'équipe de l'Unité Alzheimer "Victor-Hugo" du service de Gérontologie de l'Hôpital Paul Brousse à Villejuif :

- le Docteur Dorin Feteanu, gériatre
- le Docteur Sylvie Chapiro, gériatre
- Madame Annie Desmoulin, ancien cadre supérieur infirmier
- Madame Christine Roosen, psychologue
- le Docteur Renée Sebag-Lanoë, ancien chef du service de Gérontologie.
- sans oublier tous les infirmiers, infirmières et aides soignantes.

Nous adressons notre chaleureuse gratitude à Madame Martine Morel pour son aide précieuse, ses conseils et ses encouragements.

Nous sommes particulièrement reconnaissantes envers Madame L. et Madame M. pour les poignants témoignages qu'elles ont bien voulu nous confier.

Nous remercions très vivement Madame Inge Cantegreil-Kallen, Docteur en psychologie et psychopathologie à l'Hôpital Broca pour ses commentaires de professionnelle qu'elle a bien voulu faire sous forme d'avant-propos à notre écrit.

Bibliographie

Livres

Badey-Rodriguez Claudine : "La vie en maison de retraite". Albin Michel 2003

Bobin Christian : "La présence pure". Le temps qu'il fait. 1999

Fail Naomie : "Validation, pour une vieillesse pleine de sagesse". Dervy 2000

Fauré Christophe : "Vivre auprès d'un proche très malade" Albin Michel 1998

Ferrand-Bechmann Dan : "Bénévolat et Solidarité". Syros/Alternatives 1992

F.N.G. "Grandir et vieillir : le parcours de vie". Fond. Nationale de Gérontologie 2003

Forette Françoise et J.P. Caudron : "La révolution de la longévité". Grasset 1997

Gauvin Andrée et R. **Régnier** : "L'accompagnement au soir de la vie". Le Jour 1992

Guyot Françoise : "Vous leur direz...". La Pensée Sauvage 1996

Jomain Christine : "Mourir dans la tendresse". Bayard 1992

Kübler-Ross Elisabeth : "Les derniers instants de la vie". Labor et Fides

Kübler-Ross Elisabeth : "La Mort, dernière étape de la croissance" Québec/Amérique

Mucchielli Roger : "L'entretien de face à face, dans la relation d'aide". E.S.P.1998

Peufeilhoux Bernard de : "Mais il y a le corps ! ". Gabri André 2001

Salamagne Michèle et **Hirsch** E.. "Accompagner jusqu'au bout de la vie" Cerf 1992

Salomé Jacques : "Passeurs de vie". Dervy 2000

Sebag-Lanoë Renée : "Mourir accompagné". Desclée de Brouwer 1986

Sebag-Lanoë Renée : "Soigner le grand âge". Desclée de Brouwer 1992

Sebag-Lanoë Renée : "Vieillir en bonne santé". Desclée de Brouwer 1997

Revues

Charte des Droits et Liberté de la personne âgée dépendante. (Ministère de l'Emploi et de la Solidarité 1999)

"Liaisons" par l'Association pour le développement des Soins Palliatifs (bi-annuel)

"Contact" par France Alzheimer (trimestriel)

"Jalmalv" par la Fédération Jusqu'à la Mort Accompagner la Vie (trimestriel)

"La Lettre", par l'Espace Ethique A.P.-H.P.

"La Lettre de la S.F.A.P." (bi-annuel)

"La Maladie d'Alzheimer" (France Alzheimer)

"Santé Mentale" N° 67 Avril 2002 : Alzheimer : la vie sans soi

Associations

S.F.A.P. : Société Française d'Accompagnement et de Soins Palliatifs
106 Avenue Emile Zola 75015 Paris
Tél : 01-45-75-43-86 –
Fax : 01-45-75-43-13

Associations de Bénévoles d'Accompagnement

A.S.P. : Association pour le développement des Soins Palliatifs et l'Accompagnement
39 Avenue de Clichy 75017 Paris
Tél : 01-53-42-31-31 –
Fax : 01-53-42-31-30

J.A.L.M.A.L.V. : Jusqu'A La Mort Accompagner La Vie
132 Rue du Faubourg Saint-Denis 75010 Paris
Tél : 01-40-35-89-40 –
Fax : 01-40-35-17-26

LES PETITS FRÈRES : 64 Avenue Parmentier 75011 Paris
Tél : 01-48-06-45-00 –
Fax : 01-48-06-41-30

Associations créatrices de Centres d'Accueil

Delta 7 : 24 Rue Marc Seguin 75018 Paris
Tél : 01-46-07-42-22 –
Fax : 01-40-38-91-80

Association Alzheimer Rives de l'Ourcq (Lions Club)
219/221 Boulevard Gabriel Péri 93130 Noisy-le Sec
Tél / Fax : 01-41-83-19-47

Associations de familles

Alzheimer Paris Familles : 10 rue Robert Fleury 75015 Paris
Tél/Fax : 01-46-47-79-61

France-Alzheimer : 21 Boulevard Montmartre 75002 Paris
Tél : 01-42-97-52-41 –
Fax : 01-42-96-04-70

Table des Matières

Préface 5
  Docteur Dorin Feteanu
  Docteur Sylvie Chapiro

Avant-propos sur la Maladie d'Alzheimer 11
  Mme Inge Cantegreil-Kallen

L'Accompagnement 19

Moments vécus 23

Le malade et nous 35
  Le malade 37
  L'approche du malade 39
  La rencontre 40

Témoignages 57
  Témoignage de Madame L.
  Témoignage de Madame M.

Le devenir du malade 87
  Soutien à la famille 89
  L'entrée en institution, l'accueil 91
  L'Unité Alzheimer 94
  Le malade est en collectivité 99

    Sortie, retour, changements 106
    La fin de vie 108

Deux parcours : un même engagement 111
    Françoise 113
    Marie-Hélène 119

Bénévoles d'accompagnement dans l'unité 125
    Associations de bénévoles, formations 128
    Intégration dans l'équipe médicale 130
    Formations de l'hôpital 131
    Soignants et bénévoles 132

Conclusion 137

Interview de Michel 143

Remerciements 149

Bibliographie 151

Associations 153

L'HARMATTAN, ITALIA
Via Degli Artisti 15 ; 10124 Torino

L'HARMATTAN HONGRIE
Könyvesbolt ; Kossuth L. u. 14-16
1053 Budapest

L'HARMATTAN BURKINA FASO
Rue 15.167 Route du Pô Patte d'oie
12 BP 226
Ouagadougou 12
(00226) 50 37 54 36

ESPACE L'HARMATTAN KINSHASA
Faculté des Sciences Sociales,
Politiques et Administratives
BP243, KIN XI ; Université de Kinshasa

L'HARMATTAN GUINÉE
Almamya Rue KA 028
En face du restaurant le cèdre
OKB agency BP 3470 Conakry
(00224) 60 20 85 08
harmattanguinee@yahoo.fr

L'HARMATTAN CÔTE D'IVOIRE
M. Etien N'dah Ahmon
Résidence Karl / cité des arts
Abidjan-Cocody 03 BP 1588 Abidjan 03
(00225) 05 77 87 31

L'HARMATTAN MAURITANIE
Espace El Kettab du livre francophone
N° 472 avenue Palais des Congrès
BP 316 Nouakchott
(00222) 63 25 980

L'HARMATTAN CAMEROUN
Immeuble Olympia face à la Camair
BP 11486 Yaoundé
(237) 458.67.00/976.61.66
harmattancam@yahoo.fr

601449 - Mars 2015
Achevé d'imprimer par

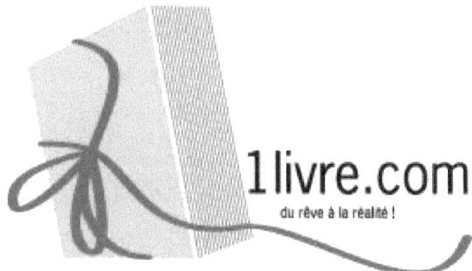